スッキリわかる！
臨床統計
はじめの一歩 改訂版

統計のイロハからエビデンスの
読み解き方・活かし方まで

能登 洋／著

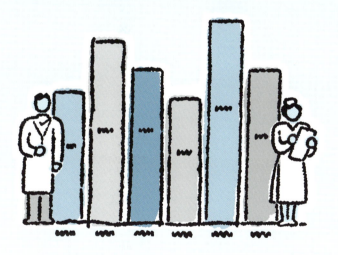

謹告

　本書に記載されている診断法・治療法に関しては，発行時点における最新の情報に基づき，正確を期するよう，著者ならびに出版社はそれぞれ最善の努力を払っております．しかし，医学，医療の進歩により，記載された内容が正確かつ完全ではなくなる場合もございます．

　したがって，実際の診断法・治療法で，熟知していない，あるいは汎用されていない新薬をはじめとする医薬品の使用，検査の実施および判読にあたっては，まず医薬品添付文書や機器および試薬の説明書で確認され，また診療技術に関しては十分考慮されたうえで，常に細心の注意を払われるようお願いいたします．

　本書記載の診断法・治療法・医薬品・検査法・疾患への適応などが，その後の医学研究ならびに医療の進歩により本書発行後に変更された場合，その診断法・治療法・医薬品・検査法・疾患への適応などによる不測の事故に対して，著者ならびに出版社はその責を負いかねますのでご了承ください．

序

　私が日本でのEBM(Evidence-Based Medicine)の理解と普及のために最初に解説書を出版（「EBMの正しい理解と実践 Q&A」羊土社, 2003）してから15年たち，現在では日常診療の現場でEBMやエビデンスという言葉を見聞きしない日はないほどにまでEBMは定着してきました．また，国内での臨床研究も発展してきています．一方で，統計学の臨床的教育は大きく遅れており，エビデンスに振り回されたりEBM商法にだまされたりすることも現場では多々あるのが実情です．

　本書は入門的拙著（「臨床統計はじめの一歩Q&A」羊土社, 2008）を診療現場でのニーズの変化に応えられるように大幅改訂したもので，EBMの理解と実践に必要な実用的統計学を慣用句やイメージを多用してわかりやすく解説しました．EBMは患者さんに始まり患者さんに帰着し，数値は臨床的枠組みのなかで初めて意味をもちます．「臨床統計学」という名称はこの観点に基づくものです．

【本書の対象者と難易度の目安】

- 難易度 ★☆☆　統計の基礎を理解したい医学生・看護師・メディカルスタッフ・医療情報担当者
- 難易度 ★★☆　EBMを実践したい医学生・研修医，論文を的確に読む技を身につけたい医学生・看護師・メディカルスタッフ・医療情報担当者
- 難易度 ★★★　臨床研究の発表を計画している研修医・指導医，論文の読み方の教育をする指導医

【 本書の特長 】

1）臨床研究論文（エビデンス）を正しく読んで活用したり研究を創ったりする際に，辞書としてもハンドブックとしても使いやすい構成です．上級者向けに"Advanced Level"コーナーも増設しました．

2）EBMを実践する際にこれだけは理解しておきたい次の焦点に重点をあてています．
   - ・クリニカルクエスチョンの構成
   - ・不確かさの解釈（バイアス・再現性）
   - ・データがもつ臨床的意義

3）数式を極力排除し，言葉やイメージで体得できるように工夫しています．

本書がEBMの有効な実践やエビデンス創作に役立つよう心より願っております．

2018年3月

能登　洋

初版の序

　医療・看護では客観的判断と確実性が重視されます．その基盤となる臨床・看護研究をつくったり活用したりするためには統計の理解が欠かせませんが，医療者にとって必要なのは計算をすることではなく統計という道具を医療・看護の現場に活かすことです．

　しかしなぜ統計は難しい印象があるのでしょうか？ それは現実的なわかりやすい解説書が今までになかったからです．そこで本書では私のEBM（Evidence-Based Medicine）実践と研究の経験をもとに，現場の観点から画期的な解説法で統計を「実感」できるように工夫しました．工夫の一つとして，数式を極力避け，イラストを多用することで初心者レベルからイメージ感覚的に理解できるようにしています．「臨床統計はじめの一歩」のネーミングはそこに由来します．また，データは臨床的枠組みの中で初めて意味を持つため，臨床問題解決技能の他に診療・看護における対話・協働判断も重視しました．

【本書の対象者と難易度の目安】

- （難易度 ★★★）統計の基礎を理解したい医学生・看護師・コメディカル・医療情報担当者
- （難易度 ★★★）看護研究を始める看護師，EBMを実践したい医学生・研修医，論文を的確に読む技を身につけたい医学生・看護師・コメディカル・医療情報担当者
- （難易度 ★★★）臨床研究の発表を計画している研修医・指導医，論文の読み方の教育をする指導医

【 本書の特長 】

1）これだけは理解しておきたい以下の点に焦点を当てて解説しました．
- ・仮説の構成（患者・介入・比較対照・アウトカム）
- ・データの種類（計量・順位・分類）
- ・不確かさの解釈（妥当性・信頼性・臨床的意義）

2）臨床・看護研究を創ったり活用したりする際に，辞書としてもハンドブックとしても使いやすい構成です．

3）各Qは他のQにリンクしています．項目の最後の参考項目欄（ 参考 ➡ ）を活用して，関連項目をあたることで復習と発展学習ができます．

本書が統計の理解とよりよい医療につながることを願っております．

　2008年10月

能登　洋

スッキリわかる！
臨床統計
はじめの一歩 改訂版
統計のイロハからエビデンスの読み解き方・活かし方まで

★★★…難易度1
★★★…難易度2
★★★…難易度3

目 次

● 序 3

● 初版の序 5

第1章 EBMとは

1 Evidence-Based Medicine（EBM） .... ★★★ 12
▶実証を活用して最適な医療を提供するアクションです

2 EBMの実践 .... ★★★ 19
▶体系化された5つのステップを踏みます

第2章 エビデンスを読む

Ａ 統計のイロハ

1 臨床統計学 .... ★★★ 24
▶臨床研究を客観的に評価・活用するためのツールです

2 バイアス・偶然性による不確かさ .... ★★★ 31
▶臨床医学に必ず伴います

3 文献検索 .... ★★★ 38
▶PubMedや二次資料の利用が便利です

4 エビデンスを読むとき .... ★★★ 43
▶妥当性・信頼性・臨床的意義を評価しながら読みます

5 グラフを読むとき .... ★★★ 49
▶目盛りに着目します

目 次

6 臨床研究の種類 ★★★ 52
▶ 観察研究と介入研究があります

7 症例報告 ★★★ 58
▶ 妥当性・信頼性の点でエビデンスとしては水準が高くありません

8 アンケート結果を読むとき ★★★ 62
▶ まず回収率・回答数・回答者層を確認します

9 システマティックレビュー・メタ解析 ★★★ 66
▶ 精度を高めるための要約方法です

10 診療ガイドラインを利用するとき ★★★ 72
▶ 作成手順や文献選択法を検証します

B 知っておきたい用語・解析法

1 エンドポイント ★★★ 76
▶ 臨床研究で究明する項目のことです

2 データの縮約 ★★★ 81
▶ 種類と分布型に応じて適切に要約します

3 統計学的推測 ★★★ 90
▶ 標本データから母集団の値を推測（推定・検定）することです

4 相対リスク ★★★ 95
▶ 発症率の比（割り算）のことです

5 絶対リスク差 ★★★ 100
▶ 発症率の差（引き算）のことです

6 検定の意義 ★★★ 105
▶ 研究結果（事実）を基に真の値の確率的判断を行うことです

7 検定法 ★★★ 108
▶ データの種類・分布型・グループ数によって選択します

8 統計学的有意差 ★★★ 117
▶ 違いが確実であることです

9 *p* 値 ★★★ 122
▶ 結果が偶然の産物である確率です

10 信頼区間 ★★★ 127
▶ 真の値の推定誤差範囲です

11 ITT (Intention-To-Treat) 解析 ★★★ 131
▶ 途中で治療を中止した人や治療変更した人も
最初の治療群員として解析する方法です

12 サブグループ解析 ★★★ 134
▶ エンドポイントの細分化です

C 相関

1 相関係数 ★★★ 137
▶ 2種のデータ間の関連性の強さを表す指標です

2 リスクファクター ★★★ 141
▶ 疾患の発生と関連ある予測因子のことです

3 相関に関するエビデンスを読むとき ★★★ 146
▶ 交絡因子・関連性・臨床的意義に着目します

D 診断

1 感度・特異度 ★★★ 149
▶ 検査の誤診の少なさの指標です

2 カットオフ値 ★★★ 156
▶ 検査結果を異常と正常に区切る境界値です

3 検査後確率 ★★★ 161
▶ 検査結果の的中度のことです

4 診断に関するエビデンスを読むとき ★★★ 166
▶ 感度・特異度と臨床的意義に着目します

E 治療

1 ランダム化比較試験 ★★★ 170
▶ くじ引き式に治療を割り付け，2群の比較評価をする臨床研究です

2 比較対照 ★★★ 175
▶ 妥当性を高めるために必要です

3 研究でバイアスを減らすワザ ★★★ 178
▶ ランダム割り付け・二重盲検・高い追跡率が重要です

4 治療に関するエビデンスを読むとき ★★★ 182
▶ 研究デザイン・相対リスク・絶対リスク差・臨床的意義に着目します

目 次

第3章　研究をつくる

1 臨床研究の目的 ★★★ 190
▶ 理論や経験則に基づく仮説を現実の世界で検証することです

2 臨床研究のつくり方 ★★★ 194
▶ 最初に仮説を立て，適切な研究デザインと解析法を選びます

3 研究仮説の意義 ★★★ 198
▶ 客観的で明確な結果を導くことです

4 必要サンプルサイズ ★★★ 202
▶ 研究目的・方法によって決定されます

5 プロトコル ★★★ 206
▶ 研究計画書のことです

6 研究発表 ★★★ 213
▶ プロトコルに沿って「解説するように」まとめて発表します

付録

① **文献の吟味チェックシート**（治療に関する論文） 220

② **用語集** 222

● **索引** 225

第1章
EBMとは

第1章 EBMとは

1 Evidence-Based Medicine (EBM)

▶実証を活用して最適な医療を提供するアクションです

難易度 ★★★

Keyword ● EBM ● EBD ● エビデンス ● 臨床疫学 ● EBN

❶ Evidence-Based Medicine (EBM)

1) EBMとは

エビデンスとは人間を対象とした臨床研究による「実証」のことです．EBMは個々の患者さんを診療するうえで生じた疑問（クリニカルクエスチョン）を解決する際に，病態生理学（理論）や限られた経験則だけで対処するのではなく，**最適なエビデンスを体系的に吟味し個々の患者さんの意向を考えに入れながら適用する手法・方法論です**（図1）．

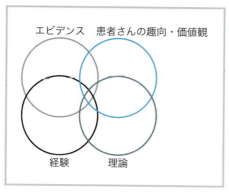

図1　EBMの本質：統合的医療

2) EBMの必要性

日常診療を見直してみると，臨床の現場で検査や治療の方針を決定する際の根拠は病態生理学や経験・信念・通念であることが多いでしょう．し

かしこの判断根拠の置き方を振り返ると，必ずしも患者さんの臨床的便益を考えておらず恣意的になっていたり，検査・治療に臨床的有効性がなかったりする[1]~[3]ことが判明し見直されてきました．臨床医学では人間の個体差が大きく，また機器の性能にも限界があるため，**不確かさが伴い病態生理学のみを根拠に検査や治療を行うには限界がある**[4]のです．最新の検査・治療が予後改善の点で最善であるとは限りません．また，医師個人の知識・経験は限られていますし，偏っています．情けがあだとなるように，誠意による治療も結果として害を与えていることがあるのです．そこでクリニカルクエスチョンを解決したり常に最適な診療を提供したりするためには，旧態依然とした唯我独尊的な判断様式ではなく**臨床研究という実用的なエビデンスを活用するのが合理的かつ安全**です．EBMは従来の医療に取って代わる真新しいものではなく，従来の医療判断法の欠点を補い個別化を重視する医療実践です．いみじくもヒポクラテスは「第一に，危害を与えるな」，「経験は欺く，ゆえに判断は難しい」と指摘していました．

3) 注意点

ただし，エビデンスがあれば答えが出るわけでもなく，エビデンスだけで個別化医療を提供することはできません．**臨床の基本であるコミュニケーション技能・臨床力・倫理性が改めて必要とされます**．また，エビデンスを個々の患者さんへ適用する際は，その患者さんに対する安全性と効用，患者さんの意向・ニーズなども十分に検討し，ヒューマン・ファクターを加算しなければなりません．**診療の対象はデータ・検査値ではなく患者さんであり，統計学的に有意であっても臨床上意味があるとは限らない**のです．ときにはエビデンスを切り離して判断することもEBMです（図2）．エビデンスの結果をどう総合的に解釈し活用するかがEBMの根幹です．

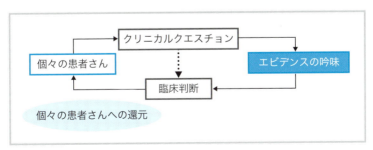

図2 EBMの手順
エビデンスを適宜切り離して判断する（‥‥▶）こともEBMです

患者さんと社会に最善の診療を提供するということが最大の目的であるEBMは**患者さんに始まり患者さんに帰着します**（図2）．

❷ EBMの活用

EBMの目的は診療ガイドラインを作成して一律の医療を押しつけることでもありません．患者さん主体の医療を提供するアクションを実践（表1）してこそEBMですが，EBMにはさまざまな活用法があります（図3）．歯学領域におけるエビデンスの活用をEvidence-Based Dentistry（EBD）とよぶこともあります（広義のEBMは歯学を含め医療全般をカバーしますので本書では歯学領域を含めてEBMとよびます）．**患者さんと社会に最適の診療を提供することがEBMの最大にして唯一の目的です．**

表1　EBM実践に必要な要素[5) 6)]

1. 医療面接，診察の臨床的技能
2. 自分の能力・知識の限界の謙虚な認識
3. 自主的で継続的な生涯学習
4. 向上心および努力することへの熱意

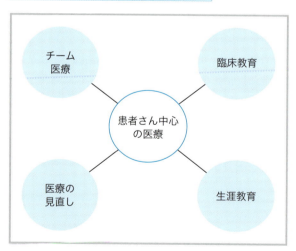

図3　EBMの活用

● EBMで可能になること

①臨床的思考過程が明確になることによって，**臨床力とコミュニケーション技能の必要性**が強調され，その習得度が高まります．EBMではまず患者さんから臨床情報とニーズを導き出し最後にエビデンスを還元するからこそ，臨床能力や倫理性の重要性が増します．EBMは臨床技能と置き換わるものではなく，従来の医療の欠点を補うものです．

②EBMはエントロピーが急速に増大している医学の中で臨床医が最新の医学知識を習得するのにも役立ち，生涯にわたる**自己啓発型学習**を実践していくための効果的な手段として活用できます．この自らクリニカルクエスチョンを探究してそれを総合的に解決し（**問題解決型思考**），**プロとしての力量を高めていこうという向上心に富んだ姿勢**こそ医師の本来あるべき姿であり患者さんに対する誠意の表れです．EBMはそのような基本理念を改めて明示した指標といえるでしょう．

③EBMは，チーム医療・連携診療が重要性を増す現代において医療従事者間・病院間での情報交換のための**共有情報**としても役立ちます．また，同じ土俵での活発なディスカッションを通じて医師同士が切磋琢磨することも可能になります．

④日本の医療にとって，EBMは医療における客観性・普遍性の重要さ（＝グローバリゼーションの認識），透明度の高い開かれた体制の必要性（＝情報化社会への対応），医師の本来のあるべき姿（＝常に自ら考え，調べる努力）を明文化した行動指標として**日本の医療の欠点の見直しに役立ちます**．日本ではいまだに検査至上主義のためにEBMの基盤となる臨床診断学の教育が十分でなく，この分野で遅れをとっています．

❸ Evidence-Based Nursing（EBN）

　EBMと同様に，看護師によるケアに関して経験や常套マニュアルだけに頼るのではなく，**看護研究をよりどころにケア方針を立て，評価していくのがEBN**です（図4）．EBNはEBMと比較して患者さんの行動や考え方・QOLを扱う場面が多く，患者さん個人の満足・価値観・人生観が浸透するテーマが多くの割合を占めます．また，患者教育・クリニカルパスへの活用・資源の有効利用などへの応用機会も多いでしょう（表2）．

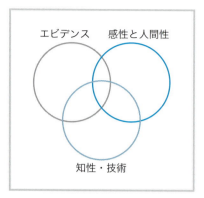

図4 EBNの要素

表2 EBNの応用

1. 患者教育・行動変容支援
2. クリニカルパス
3. ガイドライン作成
4. 看護現状の見直し・行動変容・意識改革
5. 看護教育・研修・カンファレンス

　ここで注意すべき点は，EBMやEBNはあくまでクリニカルクエスチョン解決の一手法であり，エビデンスを杓子定規的にどの患者さんにも一律に適用したり一方的に押しつけたりするのではないということです．医療・看護の標準を設定することで個別性・独自性がバリアンスとして見えてきます．そのためEBNでは病歴聴取法とアウトカム判断力（観察能力）がいっそう重視されます．

　このようにEBM・EBNは患者さんに始まり，患者さんに帰着するのです．看護に即していえば，EBNの根底にあるのは患者さんの個々の訴え・ニーズ・状況から出発するという本来のスタンスそのものです．今後EBNについての理解と実践（エビデンスをつくる・探す・活用する）がより一層求められていくでしょう．クリニカルパスには表3の3段階がありますが，第2段階でEBM・EBNを盛り込むことになります．一方，クリニカルパスをもとにエビデンスをつくりだし，EBM・EBNの発展に役立たせることも同時に可能で（図5），エビデンスの充実化が期待されています．

表3 クリニカルパスの3段階

第1段階	現在行われている医療を管理表にまとめたもの．従来の医療を平均化しただけで標準化には至っていない
第2段階	標準化した医療を提供するためにEBM/EBNを盛り込んだ段階
第3段階	継続的質改善が完成され，システム改善にまで至ったもの

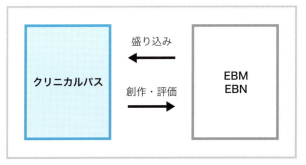

図5 クリニカルパスとEBM・EBNの関連性

まとめ

1. エビデンスとは臨床アウトカムを分析した実証のことです
2. EBMは患者さんにとって最善の個別化医療を促進するアクションです
3. EBMは患者さんに始まり患者さんに帰着します
4. まずは目の前の患者さんにとって最善の医療は何かを考えましょう
5. 臨床力・コミュニケーションの重要性も再認識しましょう

Evidence & Review

1) メタボリックシンドローム診断基準検討委員会：メタボリックシンドロームの定義と診断基準．日内会誌，94：794-809，2005

2) Hara K, et al：A proposal for the cutoff point of waist circumference for the diagnosis of metabolic syndrome in the Japanese population. Diabetes Care, 29：1123-1124, 2006

3) Matoba Y, et al：Optimal cut points of waist circumference for the clinical

diagnosis of metabolic syndrome in the Japanese population. Diabetes Care, 31 : 590-592, 2008

4) Fisher B, et al : Twenty-year follow-up of a randomized trial comparing total mastectomy, lumpectomy, and lumpectomy plus irradiation for the treatment of invasive breast cancer. N Engl J Med, 347 : 1233-1241, 2002

5) Reilly BM : Physical examination in the care of medical inpatients : an observational study. Lancet, 362 : 1100-1105, 2003

6) Haynes RB, et al : Clinical expertise in the era of evidence-based medicine and patient choice. ACP J Club, 136 : A11-A14, 2002

第1章 EBMとは

2 EBMの実践

▶ 体系化された5つのステップを踏みます

難易度 ★☆☆

Keyword ● 批判的吟味 ● Narrative-Based Medicine

❶ EBMの実践手順（表1）

　EBMは患者さんに始まり患者さんに帰着します（図1）．臨床現象面を重視するEBMではまず目の前の患者さんから各種（表2）のクリニカルクエスチョンを抽出し，定式化します（表3）．続いて該当文献を検索し，その研究の妥当性と結果の信頼性・意義について評価（「**批判的吟味**」）し，診療に役立つか患者さんと協働判断します．そして，エビデンスに対してだけでなく自分自身に対しても批判的であることも大切で，**実践したEBMが患者さんに役立ったかどうか最終ステップで自己評価**します．EBMの本質はエビデンスの再現ではなくエビデンスを活用して最適な医療を提供することです．

表1　EBMの手順

STEP1	クリニカルクエスチョンの定式化
STEP2	文献検索
STEP3	研究の妥当性と結果の信頼性・臨床的意義の検証（批判的吟味）
STEP4	実際の患者さんへの適用（統合的臨床判断）
STEP5	STEP1〜STEP4の評価・フィードバック

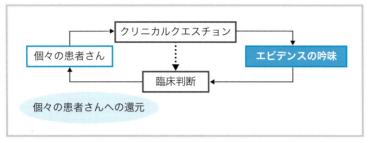

図1　EBMの流れ
エビデンスを適宜切り離して判断する（‥‥▶）こともEBMです

表2　EBMのカテゴリ

- 診断・スクリーニング
- 治療・予防
- リスクファクター・病因
- 予後
- 相関
- 害
- 診療ガイドライン

表3　クリニカルクエスチョンの定式化（4要素：PICO定式）

		（例）
1	患者（Patient）	心房細動の患者に
2	介入（Intervention）	直接経口抗凝固薬（DOAC）を投与した場合
3	比較対照（Comparison）	ワーファリンを投与した場合と比較して
4	アウトカム（Outcome）	脳梗塞発症は減少するか？

❷ EBM実践上の注意点

　注意すべき点は，EBMはあくまでクリニカルクエスチョン解決の一手法であり，ガイドライン的にエビデンスが最初にありそれを金科玉条として金太郎飴のようにどの患者さんにも一律に適用するのではないということです．EBMは人間性を喪失したマニュアル医療では決してなく，**個々の患者さんの価値観・趣向・ニーズを重視した最適な個別化医療を提供して**いこうとするアクションです．的確な臨床判断を下すためには研究経験や統

計学知識と同時に臨床判断力が必要不可欠で，その基盤となる**臨床経験や，患者さんが抱える問題を医療面接・診察で導き出す能力や，どうアクションするかという倫理性なしにEBMを実践することはできません**．臨床的技能がなければ患者さんを無視した情報の押し付けになり，患者さんの価値観を考慮しなければ主治医の唯我独尊に陥ります．

EBMは従来の医療を否定するものではないし取って代わるものでもありません．よりよい医療提供のための道具なので限界もあります．実際，EBMが不要・不可能の領域も少なくありません．また，エビデンスさえあれば答えが出てEBMができるわけでもありません．**EBMは従来の医療と同じように人間性を備えた医療様式であり，ヒューマンファクターを含めた最終価値判断が患者さんと主治医（医療チーム）に委ねられてその真価を発揮します**．統計学的に有意であっても臨床上意味があるとは限らず数量的データは患者さんの価値観やQOLなど定性的枠組みのなかではじめて意味をもちます．エビデンスの結果をどう総合的に解釈するかがEBMの根幹でありエビデンスだけで答えが出るのではありません．理論とのつきあわせや他の論文との一致性も調べる必要があります．

エビデンスは活用するためのものであり，得た情報を目の前の患者さんにどう生かすかが重要です．EBM実践の原動力は，変化を受け入れる柔軟な心構え・熱意・謙遜・発想の転換です．

❸ Narrative-Based Medicine

Narrative（ナラティブ）とは物語・対話の意味で，Narrative-Based Medicineは患者さんの語りを重んじる医療です．**EBMは人間性重視の医療**ですが，個別化の点（表1のSTEP4）ではどうしても限界があります．近年脚光を浴び始めている**Narrative-Based Medicineはまさにその不足を補填する**もので，EBMとバランスをとると一層よい診療の提供につながり，EBNでも大きな役割をもちます．私はNarrative-Based MedicineをEBMと独立したものとしてとらえるのではなく，「Evidence-Supported, Human Based Medicine」として互いにエッセンシャルなアプローチとして実践すべきであることをかねてから強調しています[1][2]．

● Narrative-Based medicine の意義

- 対話・共感（表4）を通じて患者さん自身の意向や信念の重視につながる
- 物語を話すことが人間の基本的側面であり，検査至上主義の現代医療は本末転倒であることの見直しにつながる
- 主訴・病歴を重視して包括的診断・治療が可能になる
- 患者さんの理解度の把握に役立ち，有効な患者教育が可能になる
- 対話自体が癒しにつながる
- データは臨床的枠組みのなかで初めて意味をもつため，数値に意味づけをするのに役立つ
- 患者さん中心の臨床研究の設計にも役立つ

表4　対話のコアスキル

- 聴く
- 尋ねる（開かれた質問）
- 伝える

まとめ

❶ EBMは患者さんに始まり患者さんに帰着します

❷ まずは目の前の患者さんにとって最善の医療は何かを明らかにしましょう

❸ エビデンスを盲信するのではなく，取捨選択して現場で使いこなすことが重要です

❹ 批判的吟味はエビデンスに対してだけでなく，自分の行動に対しても行いましょう

Evidence & Review

1）「EBMの正しい理解と実践Q＆A」（能登 洋/著），羊土社，2003
2）「日常診療にすぐに使える臨床統計学 改訂版」（能登 洋/著），羊土社，2010

第2章
エビデンスを読む

A	統計のイロハ	24
B	知っておきたい用語・解析法	76
C	相関	137
D	診断	149
E	治療	170

第2章 エビデンスを読む

A 統計のイロハ

1 臨床統計学

▶臨床研究を客観的に評価・活用するためのツールです

難易度 ★★★

Keyword ● バイアス ● 偶然性 ● 記述統計 ● 推測統計

❶ 不確かな現実への対応

医療の世界には確実はなく，不確かさが常につきまといます（表1）．また，経験・直感・常識の基準は千差万別であいまいであるのが現実です．そのため，データは厳然とした事実ですが真実とは限らず誤差が伴うのです（図1）．

表1 データ・研究の誤差

- バイアス（偏り・ずれ）
- 偶然性（ゆらぎ・ぶれ）

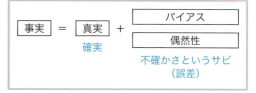

図1 事実（データ）には誤差が伴う

統計学は数量化によって**誤差の度合いを評価し不確かな情報を有用な**ものにしたり事実から真実を推測したりして適切な対処をするのに役立つ道具（表2）で，それを活用するのがEBMです（図2）．統計学は抽象論ではなく実は現実的なサビ落としツールなのです．

表2 統計学の目的

- バイアスの評価＝妥当性の評価
- 偶然性の評価＝信頼性の評価

> 不確かな知識 ＋ 不確かさの度合いについての知識 ＝ 利用できる知識

図2　統計的知識の利用[1]

　誤差を含んだ不確かな情報を数量化し，医療現場で有効に利用するための道具が**臨床統計学**です．特に治療の有用性評価目的については，社会全体に全般として益をなすかを検討するのに役立ちます．これこそが臨床統計学の神髄です．

例 誤差の例

テレビ番組「日本茶でうがいをすると風邪予防に効果的！ 3人の被験者で実証」
- バイアス評価：この3人は特別な人達なの**かもしれない**（被験者は日本茶メーカー社員であることが少なくない．日本茶メーカーが番組スポンサーになっていることが多い）
- 偶然性評価：たまたまいい結果なったの**かもしれない**（3人のデータだけではぶれが大きく再現性が低いため1億人以上を推測するのはきわめて困難）

❷ 統計の活用

　臨床研究で使う統計には**記述統計**と**推測統計**があります（図3）．

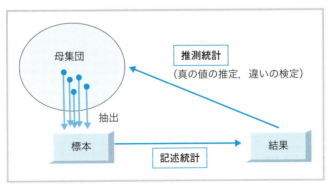

図3　記述統計と推測統計

1）記述統計

データの特徴や傾向を把握するための記述法で，限られた**データ全体を整理・縮約する手法**です．観察研究で使用しますが，介入研究でも対象者の特徴（年齢など）を描写する際に使います．データを集めた後で利用する統計で一般性には乏しいのですが，発見による仮説の**提唱**に応用できます．

> **例**
> - 産科外来受診者の平均年齢
> - ICUでのスリッパ履き替え中止前と中止後の院内感染の頻度の比較
> - ベッド稼働率の年間推移

2）推測統計

観察・介入研究で，一握りのデータから背後の普遍的な値を**推定**（予測）し**検定**（仮説を**検証**）する手法です（**表3**）．実際の臨床研究では全国・全世界の患者さんを調べるのは不可能なので，一部から全体を推測することになります．バイアスによる誤差（偏り）や偶然性による誤差（ばらつき）が生じるので，データを集める前から統計を利用して**妥当性と信頼性を客観的に評価します**．

> **例**
> - 400世帯のデータから全国のテレビ視聴率を推定
> - 治験で得られたデータに基づいて真の効果を推測

表3　推測統計の手順

- **推定**：手元（標本）のデータから全体（母集団）の特徴（平均値・割合など）を予測します．また，その予測値の誤差を信頼区間として算出します
- **検定**：2群の違いが偶然の産物である確率をp値として算出します．p値は不確かさの指標で，0.05未満であれば確実な違い（有意差）があると判定します

③ 数量化の限界

統計学は事実を客観的に評価する道具ですが，限界もあります．例えば価値観や満足など感性が大きく入り込む質的項目は簡単に数量化できるも

のではありませんし，数値同士を比較するのは非現実的かもしれません．

しかし**数量化しにくい項目だからこそ客観的分析・判断に基づくよりよい医療のためにはあえて数量化することが必要**です．メリットとデメリットを秤にかけて現実的な判断をするしかない困難な臨床場面は少なくありません．そのためには主観と直観に基づく心許ない根拠ではなく臨床統計学を活用した実証根拠という礎の上に医療のアートを展開することが重要となります．数量化は，患者さんと不確かさを冷静に共有したうえで協働判断をすることに役立ちます．

④ 凶器にもなる統計学

料理包丁と同じように，統計学でも本来の使用法であれば有用なツールも誤った使い方をすると凶器になります．データは客観的でもそれをどう解釈するかによって主観が入り込む余地ができます．なかには統計学を悪用した扇動的なニュースや宣伝もあります．数値は客観的であるとはいっても「五十歩百歩」の解釈のこともあり**統計学的に有意差があっても臨床的な意義があるとは限らないので，臨床的枠組みのなかで解釈しなければナンセンスな数遊びにすぎません**．

統計を学ぶということは医療の領域を越えて「医療の力」を伝え，理解するための共通ツールを得ることです．包丁さばき・包丁研ぎの目的と役割を体得し鑑識眼を身につけましょう．

> **例 解釈の例**
>
> 同じデータでも，その解釈には主観が入ります．
> 「予防によって癌の発症率が4％から2％に減少（相対リスク0.5）しました」
> - 50％も予防できた
> - 50％しか予防できなかった（予防効果は完全ではなかった）
> - 96％の人は予防してもしなくても癌にならなかった（予防が無駄だった）
> - 怖い癌のリスクがわずかでも減るのなら予防したい

また，統計でウソをついて読者をだますこともできるので気をつけましょう．

> **例 悪用の例**
> - グラフの一部を切り取り，引き伸ばして誇張する（「針小棒大」，図4）
> - 結果の一部だけを前面に出す（相対リスクだけを示して絶対リスク差を隠す，二次エンドポイントだけを強調するなど）
> - 妥当性・信頼性を検証しないまま印象的な事例だけを表に出す（前述の"解釈の例"の番組など）

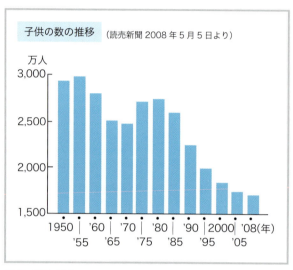

図4 針小棒大
縦軸の目盛りに注目！50年間で子供の数が約85％も減少したかのように見えますが，縦軸は0人ではなく1,500万人から始まっており実は約40％の減少です

Advanced Level

1) EBMスタイルの抄読会

　　臨床文献の抄読会は抄録（abstract）をただ訳して図や表を紹介するというスタイルが主体ですが，これでは漫然としていて発表者も聴衆も理解が深まらず，多くの聴衆にとって睡眠薬となるだけです．そもそも文献を読む価値すら曖昧のまま進めることがほとんどです．そこで，**①患者，介入・条件（研究デザイン），対照，結果の提示，②主要結果の要約，③妥当性と信頼性の評価，④臨床的意義のように項目立てて発表する**と歯切れの

よいプレゼンテーションになり，ディスカッションの焦点も明確になります．特に③④では文献の著者の意見でなく，文献の読む価値と使う価値について批判的吟味のチェックポイント（付録①，p220）を参考に発表者の意見を盛り込むと理解がいっそう深まります．

2) 統計教育のツボ

統計の抽象的概念だけを覚えようとしても困難ですし，生きた知識になりません．実地教育での以下の技が有効です．
①教育者が臨床の現場でエビデンスの使い方を示し，クリニカルクエスチョンと統計学の関連性に興味をもたせる
②患者さんとのかかわりを重視する
③検査や治療を選択する際に，暗記させるのではなく根拠を考えさせる
④EBMスタイルの抄読会を開く
⑤自主的な補強学習を促す

3) オーダーメイド医療

EBMでは客観的なエビデンスを基に個別化（オーダーメイド）医療を目指します．ただし，一般にエビデンスで示されるのは集団における確率です．個別化の際に役立つ手法には以下のものがあります．

a. 高リスク患者に対する積極的な治療

高リスク患者ほど罹患率が高まるので，絶対的な治療効果（絶対リスク差）も増加します．絶対リスク差は検査前確率に比例します．リスクの算定と治療内容に関してはさらにプロとしての臨床技量が必要で，エビデンスだけあってもEBM実践はできません．

b. サブグループ解析

どのような特徴をもつ人において特に効果が高いかという分析報告があれば，それを活用します．

c. 遺伝子解析の応用

遺伝子解析によって個人ごとの薬効が予測できるようになれば，エビデンスとの組合わせによって一層的確な個人化医療が可能になるでしょう．ただし人間の反応には多くの因子が関与するので遺伝子解析だけでは不完全です．

d. N-of-1トライアル

1人の患者さんに複数の治療を1つずつ試していく「試行錯誤」診療です．一見非科学的ですが，きちんと治療方針を立て，客観的な評価法を導入すれば科学的な個人化医療といえます．

e. 対話による協働方針の決定

最も重要なことですが，本来の「個別化」とはガイドラインやエビデンスを金太郎飴式に押し付けるのではなく，**対話を通して患者個人の意向を重視しエビデンスを参考資料として協働方針を決定する**ことです．検査・治療をしないという選択肢もあります．

まとめ

❶ 医療・看護には不確かさが常につきまといます
❷ 統計学は事実の把握と不確かさの評価を客観的に行い，研究を評価・適用する道具です
❸ コミュニケーションを通して数値に臨床的意味づけをしましょう
❹ 統計学という道具に振り回されないようにも気をつけましょう

Evidence & Review

1）「やさしい統計入門（ブルーバックスシリーズ）」（田栗正章，他/著），講談社，2007

第2章 エビデンスを読む

A 統計のイロハ
2 バイアス・偶然性による不確かさ
▶臨床医学に必ず伴います

難易度 ★★★

Keyword ● バイアス ● 偶然性 ● 妥当性 ● 信頼性
● ランダム化比較試験

❶ 確実という幻想

検査値にしても研究結果にしても医療では誤差（図1）を免れることができません．そのため，この**不確かさを客観的に判断して利用することが大切**です．誤差を含んだ不確かな情報を有効に利用するために，不確かさを数量化し臨床に生かす道具が臨床統計学です．

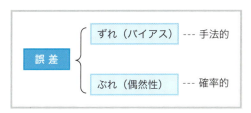

図1　2つの誤差

❷ データの信憑性

検査値は誰が見ても確実に見えますが，機器によるデータにも"ずれ"と"ぶれ"という誤差が潜んでいます．

1) ずれ（バイアス）

計測機器や測定法による**手法的な測定値のずれ・偏りをバイアス**（表1）といいます．血圧を例にとってみると真の値は動脈カテーテルによって測

定した動脈圧ですが，通常測定する上腕での血圧は姿勢・体重などによって真の血圧値からずれが生じます（図2）．

表1　観測のバイアス

- 測定者による判断基準の違い
- 機器・測定法など技術的な違い
- 日内・年内変動

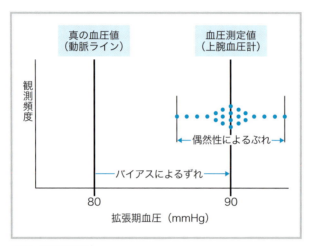

図2　血圧の例[1]
真の値は動脈カテーテルでの測定値で，ぶれもありません．上腕血圧計での測定値にはバイアスによるずれと偶然性によるぶれが生じます．

2) ぶれ（偶然性）

血圧を再測定すると値が変動することがよくあります．このぶれ・ゆらぎは**偶然性（random error）による誤差**です（図2）．ぶれの結果，測定を繰り返すごとに血圧が低下してくる現象も起こります[2)3)]．一見データが改善して見えても実は偶然性による誤差かもしれません．

❸ 研究結果の信憑性

さまざまな要因の影響を受け個体差の大きい人間を対象とする臨床研究の結果も，対象者（標本）の選び方・人数や研究法によってずれとぶれが

生じます（図3，4）.

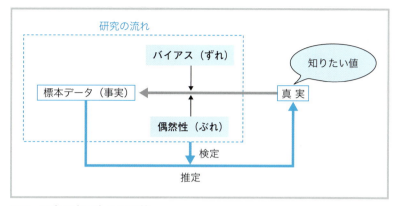

図3　研究の中で生じる誤差

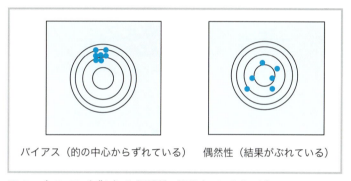

図4　バイアス（ずれ）と偶然性（ぶれ）のイメージ

1）ずれ（バイアス）

　　全体（真実）から一部（標本）を選出して行う臨床研究では，偏りや特殊性が生じて結果が真実像からずれる可能性があり，その結果真の値の推測に誤差や妨げが生じます．この**手法上の誤差**を**"研究のバイアス"**といいます（表2）．バイアスが最も少ないランダム（無作為）化比較試験（"Advanced Level"参照）という研究デザインであっても盲信せず，細部までバイアスを自分でチェックしなければいけません．先入観・思い込み・気のせいという要素は客観性を損なう大きな要因です．

表2　研究の代表的バイアス

- **選択バイアス**：比較する2群の選び方に偏りがあると患者層（年齢・男女比など）が違ってくることがあります．また，対象者選択の段階でバイアスがかなり入り込む危険性もあります
- **情報バイアス**：対象者や介入者に治療内容がバレていたりして事前情報があると，判断や検査頻度に違いが出てくる可能性があります
- **交絡バイアス**：間に隠れた要因（交絡因子）があると，本来は関係のない物の間に関連があるように見えてしまうことがあります

2) ぶれ（偶然性）

研究を繰り返すと偶然性の影響で**確率的に結果がゆらぎます**．検定という統計処理によってこの偶然性による誤差範囲を予測できますが，臨床的意義も含めて解釈することが重要です．

❹ 不確かさへの対処

検査データ・研究結果は，ともに妥当性と信頼性を客観的に評価し，それに基づいて判断することが大切です．

1) 妥当性

正確度・有効度ともいいます．真の値からの**ずれ・偏り（バイアス）の少なさの指標**で，**統計計算では処理できない誤差**です．研究や測定を行うときにはバイアスを極力避けるように工夫しなければいけませんし（表3），結果を解釈する際にはどこにバイアスがあり，それをどうやって見つけどう対処したらいいかをわきまえ，それに応じて割り引いて評価することが大切です（表2）．

表3　研究のバイアスを減らすコツ

- ランダムに割り付けて比較　→　交絡因子調整
- 盲検　→　情報バイアス減少
- 高い追跡率　→　交絡因子調整

2) 信頼性

精度・再現性ともいいます．**同じ研究や測定を繰り返したときの結果のぶれの小ささの指標**です．自然界の偶然性による確率的誤差なので完全に免れることはできませんが，統計計算によって誤差範囲を予測することが可能です．

現代の医療界では文献の質を評価して取捨選択する能力も求められます．批判的吟味とはエビデンスの妥当性や信頼性について長所・短所の両方を客観的に検証することです．**エビデンスは厳然とした事実ですが真実とは限りません．研究を行うのもエビデンスを読むのも誤差（バイアス・偶然性）との不断の闘いです**．ここで適切な対処に必要なのが臨床統計学です．

Advanced Level

1) ランダム化比較試験 (Randomized Controlled Trial：RCT)

対象者を介入群と対照群に**くじ引き式に同等に分ける**ことによって，背景因子の群間バランスをとって交絡バイアスを最小限にして比較の可能性を保ち，因果関係を担保する研究法です．**両群の背景・特性が異なると結果が介入によるものなのか初期条件の違いによるものなのか判断できなくなります**．RCTはこの問題点を解消するのに役立つ，交絡バイアスを最小化する研究デザインです．

交絡バイアスを減らすデータ収集法として，RCTのほかにマッチングや層別サンプリングによる方法があります．また，データ解析法としては調整，層別解析，多変量解析，モデル化，傾向（propensity）スコアマッチングなどがあります．傾向スコアマッチングは実臨床での処方のされやすさによるバイアス（confounding by indication, channeling bias）を解消し観察コホート研究を擬似RCT化できますが，未知の交絡因子が残存する可能性はありますのでRCTには内的妥当性の点では及びません．

2) 利害相反 (Conflict Of Interest：COI)

大規模臨床試験は製薬企業がスポンサーとなっていることが少なくありません．その結果，企業にとって好ましくない結果の研究が発表されなかったり[4]，結果を無理にこじつけて解釈して発表したり[5]することがよくあ

ります．利害関係がある場合は統計学的な妥当性・信頼性のほか資金的ゆがみも加味し，誇大宣伝には注意する必要があります[6]．最近の論文では資金源・研究者の株所有・謝礼金・特許権なども小さな字で記載されています．**利害の相反がある場合には結果の解釈は一層慎重になる必要があります．**

3) 平均値への回帰

　本来は血圧が正常上限であっても，偶然性の影響により，たまたま血圧が高く出てしまうことが起こりえます．そのような人たちの血圧は再測定時には分布曲線の形状上，本来の正常値と観測される可能性が高いので再測定時には血圧が下がり，再測定値の分布曲線が初期測定の中心（平均値）に近寄っていきます（図5）．この現象を平均値への回帰といいます．別の例では，10人がサイコロを1回ずつ振ったとします．出た目の期待値（平均値）は3.5です，次に10人の中で出た目が4以上の人達（平均値5.0）にもう一度サイコロを振ってもらいます．すると同一人物でありながら平均値は1回目の5.0から3.5に下がってきます．本当に血圧が高い場合でも再測定時に偶然の影響で若干下がることがあるかもしれませんが，血圧が高ければ高いほどこのような現象は起きにくくなります．検査結果で軽度〜中等度の異常値が出た場合，むやみに精密検査にとびつく前に，臨床状態に照らし合わせて再検査にて確認する心構えが重要です．

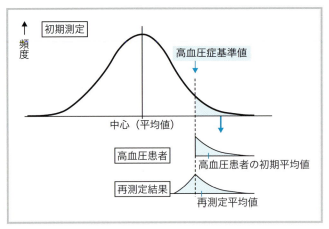

図5　平均値への回帰
（文献1を参考に作成）

まとめ

❶ 人間は個体差が大きく，また機器の性能には限界があるので，どのようなデータにも「ずれ」と「ぶれ」という誤差があります

❷ 検査や研究のデータを解釈する際には妥当性と信頼性を評価します

❸ 妥当性はバイアス（ずれ）の少なさです

❹ 信頼性は偶然性（ぶれ）の少なさです

❺ 自分の目で妥当性と信頼性を見抜く習慣を身につけましょう

Evidence & Review

1）「Clinical Epidemiology：The Essentials（4th edition）」（Fletcher RH, et al），Lippincott Williams & Wilkins, 2005

2）Lazo M, et al：Brief communication：clinical implications of short-term variability in liver function test results．Ann Intern Med, 148：348-352, 2008

3）「日常診療にすぐに使える臨床統計学 改訂版」（能登 洋/著），羊土社，2010

4）Brennan TA, et al：Health industry practices that create conflicts of interest：a policy proposal for academic medical centers．JAMA, 295：429-433, 2006

5）Yank V, et al：Financial ties and concordance between results and conclusions in meta-analyses：retrospective cohort study．BMJ, 335：1202-1205, 2007

6）桑島 巌：大規模臨床試験とその報道のあり方．医学界新聞，2722 号（3月2日），2007 ［http://www.igaku-shoin.co.jp/paperDetail.do?id = PA02722_03］

第2章 エビデンスを読む

A 統計のイロハ

3 文献検索

▶ PubMedや二次資料の利用が便利です

難易度 ★★★

Keyword ● PubMed ● UpToDate ● コクラン・ライブラリー ● 診療ガイドライン

❶ ネット活用法

1) PubMed [https://www.ncbi.nlm.nih.gov/pubmed/]

　　無料で誰でも医療文献を検索できます．日本語論文でも抄録が英文であれば検出されます．検索語を組み合わせる場合は，"用語AND用語2"（例："coffee AND cancer"）と入力するか，"Advanced"検索画面の"Builder"欄のANDを選びます．検索を実行する際に**検索項目にSTEP1（PICO定式，第1章-2，p19参照）で利用したキーワードや適正な研究デザインを入力してエビデンスを絞っておくと効率的**です（図1）．

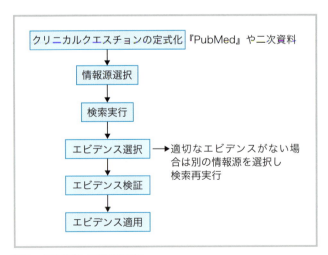

図1　エビデンス検索手順

PubMedのホームページでMy NCBI accountを登録すると，検索履歴が保存されたり，検索に合致した新論文をメールで知らせてくれたりします．新着論文のお知らせの検索語・頻度・送付先メールアドレスは変更可能です．この機能で，自分の関心分野の最新情報が自動的にメールで届くようになります．

2) Google Scholar [https://scholar.google.co.jp/]

Googleでも科学論文を検索する機能があり，PubMedと同じようにメール通達機能（「アラート」）もあります．

3) 有料検索

医学領域ではMEDLINE，看護領域ではCINAHL（ともにOvid社，英語検索）が主要検索システムです．また，日本語の医学・看護論文検索ツールとして医中誌があります．

4) その他

PubMed以外にも医療ニュースやエビデンスをメール配信してくれるインターネットサイトが数多くありますが，商業色・政治色が濃く選択にバイアスがある可能性が高いので要注意です．特に，**論文化されていない学会発表はエビデンスとは認められません**ので気をつけてください．

② 二次資料

上記のツールは原文検索が主目的ですが，エビデンスを精選・集約した二次資料を利用すると検索・選択・検証の手間が短縮できて効率的です．その引用文献欄から原文にあたるのが確実です．ただし，**単なるエビデンスの寄せ集めではなく，科学的に検証された信憑性の高い資料でなければなりません．**

1) UpToDate [http://www.uptodate.com]

インターネットやDVD–ROMで使用する電子教科書です．理論や個人的意見が主体の従来の教科書と異なり，最新のエビデンス集約と吟味に基づいた有料臨床支援ツールです．

4カ月ごとに改訂され，引用論文のMEDLINE抄録も搭載されています．また，臨床研究報告のない疾患については専門家が私見または通説として勧告を記述しています．

2) コクラン・ライブラリー（Cochrane Library）
[https://www.cochranelibrary.com]

コクラン・ライブラリーは国際的な医療評価プロジェクトであるコクラン共同計画が発行するデータベースです．広範囲領域の臨床研究をまとめて再解析したもので，英語以外の言語の文献も含まれている見落としの少ない情報資料です．

❸ 診療ガイドライン

エビデンスに基づいた診療ガイドラインの出典を利用するのも効率がいいでしょう．ただし，論文の寄せ集めではなくシステマティックレビューを行ったうえで個々の論文のランクや勧告の強さも明記されているガイドラインに限ります．

診療ガイドライン策定はEBMの一環ではありますが，**EBMの真髄はガイドラインを金科玉条として崇拝してその引用エビデンスを一律的に再現することではなく個々の患者さんに対してエビデンスを使い分けて活用することである**のを忘れないようにしましょう．

❹ 文献の取捨選択

医学文献には通常第1ページに要約（abstract）として研究背景，目的，対象，研究法，結果，考察，結論が太字で記載されています．『MEDLINE』や『UpToDate』のデータベースにはこの要約部が掲載されているので，まずはこの部分を読んで臨床研究報告を取捨選択します．この際，効率よく読解・選別する方法はEBMの**STEP1**で定式化したクリニカルクエスチョン（表1）のポイントと研究デザインを拾い読みして**最適なエビデンスを選択すること**です（表2，表3）．研究デザインが不適切であったり対象患者層があまりにも異なっていたりする場合は，そのエビデンスは活用せず次の臨床研究報告の選別に移りましょう．読む価値や適用性の可能性があ

40　　スッキリわかる！臨床統計はじめの一歩　改訂版

りそうなエビデンスを選択したら（表4），本文を読んでカテゴリーごとに
批判的吟味（critical appraisal）へと駒を進めます.

表1　クリニカルクエスチョンの定式化（EBM，STEP1）

P：患者
I：介入（治療）・条件
C：比較対照
O：アウトカム

表2　クリニカルクエスチョンのカテゴリーとキーワード（青字）

1. 臨床所見・症状	病歴や診察から得られた身体所見や症状をどう解釈するか？
2. リスクファクター・病因	疾患の要因・病因（etiology）をどう同定するか？
3. 鑑別診断	鑑別診断の順位をどのようにつけたらいいか？
4. 診断検査	検査の感度（sensitiblity）や特異度（specificity）を考慮したうえで診断を確定したり除外したりするために，どの検査を選択し，結果をどう解釈したらいいか？
5. 予後・経過	疾患の臨床経過・予後はどう予期されるか？　合併症のリスクはどのくらいか？
6. 治療	どの治療によって症状・発症率（morbidity）・死亡率（mortality）が最も低下し，副作用・危害（harm）が最も少ないか？
7. 予防	どのようにしてリスクファクター（危険因子）の同定と改善によって発症を予防できるか？ どのようなスクリーニングによって疾病を早期発見し死亡率を低下できるか？
8. ガイドライン	検査や疾患の予防・治療に対するガイドライン・勧告の内容と信憑性は？

表3　カテゴリーに応じた最適な研究デザイン

診断	罹患の疑いの高い患者を対象とした横断研究
予後	初期から十分なフォローアップをしているコホート研究
治療・予防	ランダム化比較試験
病因・リスクファクター	コホート研究，症例−対照研究
副作用	あらゆる種類のデザインを考慮

表4　エビデンスのクイック・チェック項目

リスクファクター・病因	・対照群と患者層との相違はないか？ ・両群とも同様に要因への曝露とアウトカムが測定されているか？
診断	・gold standardとのブラインド比較がされているか？ ・実際の臨床での患者層との相違は大きくないか？
予後	・追跡期間は長く，追跡率は高いか？ ・対象者の属性が明確化されているか？
治療・予防	・ランダム化比較試験か？ ・二重盲検が行われているか？ ・追跡率が高いか？

まとめ

❶ PubMedなどの論文検索ツールを活用しましょう.

❷ 診療ガイドラインはシステマティックレビューに基づいて策定されているか確認しましょう.

第2章　エビデンスを読む

Ａ 統計のイロハ

4 エビデンスを読むとき

▶ 妥当性・信頼性・臨床的意義を評価しながら読みます

難易度 ★ ★ ★

Keyword ● クリニカルクエスチョン ● 批判的吟味 ● 妥当性 ● 信頼性

❶ 体系的読解・活用

　論文は漠然と読むのではなく，ポイントを押さえながら体系的に読みます（表1）．最初に患者・介入・比較対照・アウトカムを明解にし，読む価値・結果の確実性・臨床的意義を評価します．

表1　エビデンス読解の流れ

① クリニカルクエスチョンの定式化（直接答えているか？）
② 妥当性の評価（バイアスリスクが低いか？）
③ 結果の評価（効果はあるか？　その信頼性は？）
④ 患者さんへの適用（臨床的意義は大きいか？）

❷ クリニカルクエスチョン（臨床疑問）

　まずは論文の要旨（abstract）部を体系的に読んで概要を把握します（図1）．この部分だけで論文の読む価値・実用性を概評することができます．ただし，論文要旨（abstract）の最終段落「結論（conclusion, interpretation）」は読み飛ばしましょう．研究者自身による解釈なので欲目・贔屓目などのバイアスがあったり研究スポンサーによる宣伝色が濃かったりするからです．

　研究骨子は"PICO"定式を活用すると明解になります（図2）（※注：PはPatientsだけでなくPopulation，Problemを指すこともあります）．この定式を使うことによって，目の前の患者さんとエビデンスの対象者層が

43

かけ離れていないか（相違性が大きければ外的妥当性は低くエビデンスは役立たないでしょう），研究の質（内的妥当性）はどうかがわかりますし，クリニカルクエスチョンを設定して文献検索をする際にも具体性が増して的確な検索をすることができます．

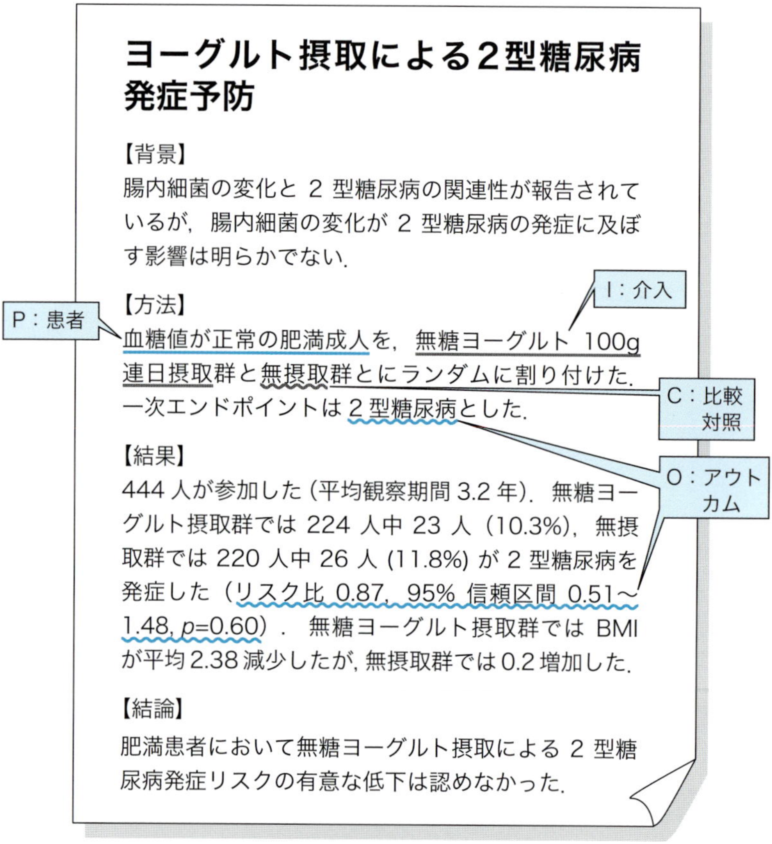

ヨーグルト摂取による2型糖尿病発症予防

【背景】
腸内細菌の変化と 2 型糖尿病の関連性が報告されているが，腸内細菌の変化が 2 型糖尿病の発症に及ぼす影響は明らかでない．

【方法】
血糖値が正常の肥満成人を，無糖ヨーグルト 100g 連日摂取群と無摂取群とにランダムに割り付けた．一次エンドポイントは 2 型糖尿病とした．

P：患者　　I：介入　　C：比較対照

【結果】
444 人が参加した（平均観察期間 3.2 年）．無糖ヨーグルト摂取群では 224 人中 23 人（10.3%），無摂取群では 220 人中 26 人（11.8%）が 2 型糖尿病を発症した（リスク比 0.87，95% 信頼区間 0.51〜1.48，p=0.60）．無糖ヨーグルト摂取群では BMI が平均2.38減少したが，無摂取群では0.2増加した．

O：アウトカム

【結論】
肥満患者において無糖ヨーグルト摂取による 2 型糖尿病発症リスクの有意な低下は認めなかった．

図1　論文のフロントページ（アブストラクト）

図2 エビデンスの定式
①治療・予防編

P	患者	＿＿＿＿＿＿（疾患・リスクファクター）のある人に
I	介入	介入（治療・予防）をした場合
C	比較対照	無介入の場合と比較して
O	アウトカム	発症リスク・予後は変わるか

②リスクファクター・相関編

P	患者	＿＿＿＿＿＿（特徴）のような人で
I	介入・条件	リスクファクター＿＿＿＿＿＿がある場合
C	比較対照	ない場合と比較して
O	アウトカム	発症リスクは変わるか，相関はあるか

P, I, Cは論文冒頭の要旨（AbstractまたはSummary）の方法欄（Methods）から，Oは結果欄（ResultsまたはFindings）から探します（図1）．
PはPatient（患者），IはIntervention（介入）またはIf（条件），CはComparison（比較対照），OはOutcome（アウトカム）の頭文字です．

❸ 批判的吟味（critical appraisal）

EBMでは文献の質を評価して取捨選択する能力も求められます．批判的吟味（批評）とはエビデンスの妥当性や信頼性について長所・短所ともに客観的に検証することです．臨床の世界は不確実であり，臨床研究の結果にはずれ（バイアス）とぶれ（偶然性）の誤差がつきまといます（表2，図3，第2章A-2，p31参照）．エビデンスは厳然とした事実ですが真実とは限りません．無批判に盲信するとオメデタイ幻想者になってしまうので気をつけましょう．

表2 誤差の2大要素

a）バイアス（手法的）
● 研究のデザインに伴う手法上の誤差で，ずれが生じます
● 妥当性・普遍性を低下させます
● 論文を読む価値が減ります
b）偶然性（確率的）
● 確率的な誤差で，ぶれが生じます
● 信頼性・再現性が低下します

●妥当性・信頼性とは？

- **妥当性**：正確度ともいい，真の値からのずれ・バイアスの少なさのことです．バイアスの分を割り引いて解釈することが重要です．
- **信頼性**：精度・再現性ともいい，同じ研究や測定を繰り返したときに偶然性によって生じる結果のぶれ・ゆらぎの少なさの指標です．

写真（図3）でたとえると，妥当性は写真中央からのエッフェル塔のずれの少なさで，信頼性は手ぶれの少なさに該当します．

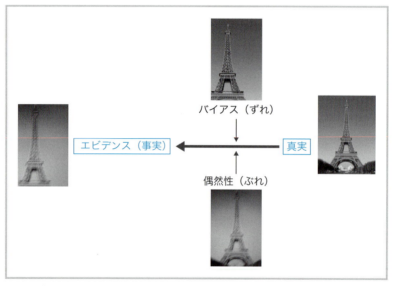

図3　バイアスと偶然性による誤差の比喩
エビデンスにはバイアスと偶然性というサビがついています．

❹ エビデンスの適用

最後にそのエビデンスがクリニカルクエスチョンにマッチするか，実際の患者さんに役立つかどうか臨床的意義を検討します．**EBMは患者さんに始まり患者さんに帰着します**．

● 批判的吟味の実践

では納豆ダイエットを例に批判的吟味をしてみましょう．例えば，あるテレビ番組で図4のような結果が紹介されていたとします．

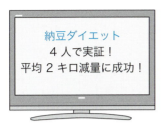

図4　納豆ダイエットの例

a. 読む価値はあるか？（妥当性の評価）

バイアスを検討します．重要な着目点は比較対照とアウトカムです．妥当性が低ければ割り引いて読みましょう．

- **比較対照**：納豆と比較する相手（ヨーグルトや運動など）はあるか？ なければ天動説と同様で，何の結論も出ません．被験者はテレビに出るというだけで（納豆を食べなくても）必死に減量したのかもしれません．
- **アウトカム**：測定データの種類・分布は分析されているか？ 正しくとらえていないと間違った検定法を選んでしまいます．

b. 結果は確実か？（信頼性の評価）

データ数が少ないと再現性が乏しくなり，結果は偶然の産物である可能性が高まります．4人はたまたま減量できたのかもしれません．

c. 臨床的意義はあるか？

統計学的に有意差があっても臨床的に意味があるとは限りません．臨床的意義がないのに数字に固執するのは，か細いわらにしがみついているようなものです．

- 効果はいつまで持続するのか？
- 遵守率はどのくらいか？ ドロップアウトが多すぎるのでは効果は減ります．
- 検査値だけでなく臨床的アウトカム（糖尿病であれば合併症減少など）も評価されているか？
- 介入（治療・納豆摂取）しない場合のアウトカムはどのくらいか？
- 医学的に解釈可能か？

d. 有用性はあるか?

　　副作用や現実性や一般性も考慮します．納豆はワーファリンの作用を弱めるため，ワーファリン服用者には納豆ダイエットは害を及ぼす可能性があります．治療の場合は医療費を考慮することも重要です．

Advanced Level ● ● ● ● ● ● ● ● ● ● ● ● ●

● 研究の内的妥当性 (internal validity) と外的妥当性 (external validity)

a. 内的妥当性

　　研究の質の高さ，バイアスの少なさのことです．EBM の STEP3（第 1 章 - 2 表1，p19参照）では文献の批評（critical appraisal）として，バイアスの評価をします．

b. 外的妥当性

　　研究結果の普遍性・一般性のことです．EBM の STEP4 で評価します．STEP1 の PICO を参考に，目の前の患者さんが論文研究の対象者層とかけ離れてないか確認しましょう．

まとめ

❶ 論文を読む際は PICO から始めましょう

❷ 妥当性・信頼性・臨床的意義を評価します

❸ エビデンスは玉石混淆なので鵜呑みにしてはいけません

❹ 数値は臨床的枠組みの中ではじめて意味をもちます．数値に翻弄されないようにしましょう

48　　スッキリわかる！臨床統計はじめの一歩　改訂版

第2章 エビデンスを読む

A 統計のイロハ

5 グラフを読むとき

▶ 目盛りに着目します

難易度 ★★☆

Keyword ● グラフ ● 相対リスク ● 絶対リスク差

1 針小棒大に注意！！

　数字はグラフ化すると直観的にわかりやすくなります．しかし違いを印象付けるために針小棒大となっていて錯覚することが多いので読む際も発表する際も気をつけましょう（図1）．**特に縦軸の目盛りに着目しましょう．**
①図1aのグラフでは6年間の経過を通して発症率の相対リスクが33％低下することが明解で，投薬のほうがはるかに優れるように見えます．しかもその差は統計学的に有意というお墨付きです．しかしよく見ると縦軸は3％までしかありません！
②縦軸を100％にしてみると（図1b）同じ33％の相対リスクの低下率であっても絶対的リスク差はごくわずかしかないことがわかります．

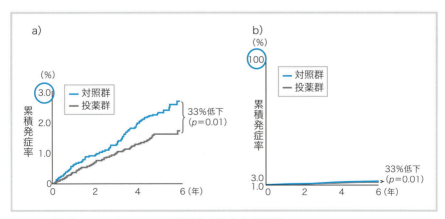

図1　投薬（スタチン）による冠動脈疾患発症率低下例

〈出典〉Nakamura H, et al：Primary prevention of cardiovascular disease with pravastatin in Japan (MEGA Study)：a prospective randomised controlled trial. Lancet, 368：1155–1163, 2006 より引用

近年では全体像（図1b）と拡大像（図1a）を並べて表示する医学誌も増えてきました（全体像だけで必要十分だと思いますが）．

❷ 読破法

研究発表ではリスクの低下が比だけで表されていることが多い（印象が強い）ので**リスクの差は自分でデータから引き算をする必要があります**．自分で棒グラフを描いてみるとよいでしょう．

> **例　文献内表記**
> 「投薬群では，対照群に比べて冠動脈疾患リスクが33％低下した」
> これは相対リスク（比）を指しています．図2に示すとおり，リスクの比が33％低下しても，絶対リスク差はⒶ100％→67％とⒷ3％→2％でかなり異なります（図2）．

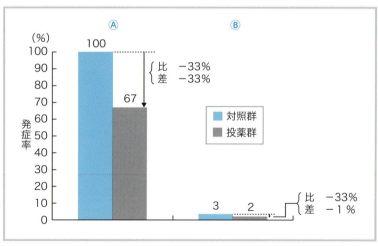

図2　同じ相対リスクでも絶対リスク差はこんなに違うことがある

Advanced Level

● エラーバー

標準誤差（SE）をグラフで表すこともよくあります（図3a）．通常，棒グラフでは外向きに，折れ線グラフでは上下方向にSEの分だけバーを伸ば

します．棒グラフで片方しかないのは，見やすさのためです．信頼区間のバー（図3b）と混乱しないようにしましょう．

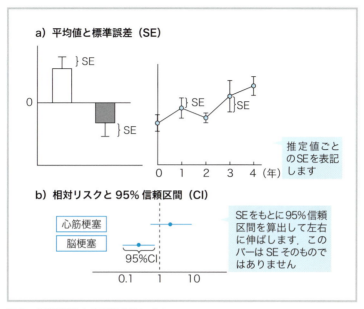

図3　標準誤差と信頼区間のグラフ

まとめ

❶ 縦軸の目盛りと単位に気をつけましょう
❷ 結果の数値（頻度）は自分で棒グラフを描いてみると効果の大きさがよくわかります

第2章　エビデンスを読む

Ⓐ 統計のイロハ

6　臨床研究の種類

▶観察研究と介入研究があります

難易度 ★ ★ ★

Keyword　● 観察研究　● 介入研究　● 前向き研究　● コホート研究
　　　　　● 後ろ向き研究　● 症例−対照研究　● 横断研究
　　　　　● ランダム化比較試験

❶ 研究方法：見るだけか手を出すか？ ● ● ● ● ● ● ● ●

　臨床研究は人間を対象とした研究で，その目的が患者さん中心に立てられているものです．なかでも，あらかじめ作られたプロトコル（研究計画書）に沿って人に対して介入を行う研究を臨床試験といいます．臨床試験のうち，国から新薬としての承認を得るためのデータ収集を目的としたものを治験といいます．

1) 観察研究

　研究者がデータを見て記述・解析する方法です．**仮説提唱・検証に適しています．因果関係の究明は困難です**（関連性があるからといって因果関係があるとは限りません）．

2) 介入研究

　研究者が手を出して治療や条件を調整し，**仮説を検証する比較方法**です．バイアス（偏り）を減らすのに有用な方法です．

　研究者が治療法をランダム（無作為・くじ引き式）に割り付けるとバイアスが最小限になります（"Advanced Level" 参照）．

52　　スッキリわかる！臨床統計はじめの一歩　改訂版

❷ 研究デザイン：時の流れの方向性 (表1, 図1) ● ● ● ● ● ● ●

1) コホート (cohort) 研究 (図1a)

コホートとは共通の特徴（年齢・疾患・リスクファクター・治療内容など）をもつ研究対象者の一群のことです．コホート研究は最初に研究対象者（コホート）を選択し，時間の経過とともにアウトカム発生を追跡していく研究法です．リスクファクター・治療効果・予後などの解析に適しています．**リスク・相対リスク・絶対リスク差を計算でき，バイアスが少ないのが長所ですが時間と手間がかかります**．なお，介入研究も時間の流れの上ではコホート研究（広義）ですが，**一般にコホート研究は観察研究（狭義）を指します**．

2) 症例－対照 (case-control) 研究 (図1b)

結果（アウトカム）から始まり，時間をさかのぼって要因の有無を解析する方法です．**因果関係の発見に適しています**．労力がかかりませんが恣意的に患者さんを選択してしまいがちであったりデータが欠損していたりすることが多く，バイアスが大きくなる欠点があります．また，リスクおよび絶対リスク差は計算できず，相対リスクはオッズ比で近似します．

3) 横断 (cross-sectional) 研究 (図1c)

一時点（一期間内）での対象者の特徴（要因・アウトカム）を分析します．現状把握・相関関係解析に適しています．**短時間で研究ができますが瞬間的なデータなので因果関係までは追究できません**．

表1　研究デザインの比較

デザイン	時間の方向性	バイアス	労力・費用	リスク	相対リスク	絶対リスク差
コホート	順方向	小	大	算出可能	算出可能	算出可能
症例－対照	逆方向	大	小	算出不能	オッズ比で近似	算出不能
横断	一時点	小～大	小	算出可能	算出可能	算出可能

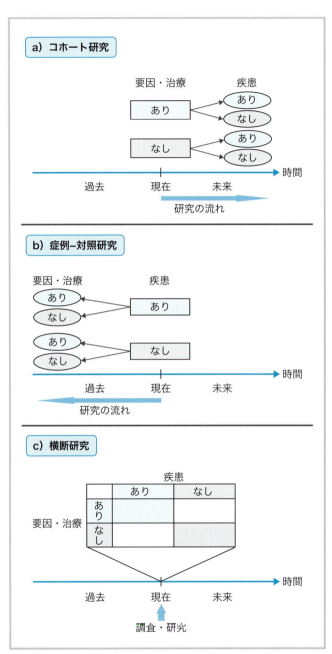

図1 観察研究の研究デザイン
介入研究は前向き研究デザインに該当します．

❸ 妥当性の水準

バイアスの余地が少ないほど妥当性の水準が高くなります（図2）．

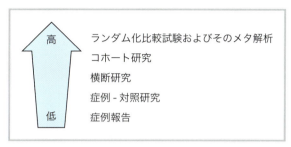

図2　妥当性水準

❹ 研究デザインの選び方

研究デザインの選定は以下の手順で行います．

①クリニカルクエスチョン・仮説を決め，そのカテゴリーを分類します
↓
②観察するか介入するかの方法を決めます
↓
③カテゴリーごとに適切な研究デザイン候補を選びます（表2）
↓
④現実性（時間・研究費・手間など）を加味し，可能な最も妥当性の高いデザインに絞ります

表2　カテゴリーに応じた最適な研究デザイン

診断	罹患の疑いの高い患者を対象とした横断研究
予後	初期から十分なフォローアップをしているコホート研究
治療・予防	ランダム化比較試験
病因・リスクファクター	コホート研究，症例－対照研究
副作用	あらゆる種類のデザインを考慮

Advanced Level

1) 前向き研究,後ろ向き研究

現在以降の一時点から時間に沿って将来のアウトカムを調べるコホート研究を**前向き研究**といいます.症例-対照研究や,過去のデータを対象とするコホート研究(大過去の一時点から過去の一時点まで追跡)を**後ろ向き研究**といいます.後ろ向きコホート研究はデータに偏りがある可能性が大きいため,妥当性もその分低下します.

2) ランダム化比較試験

対象者をランダム(くじ引き式)に治療群と対照群(プラセボや無治療など)に"割り付け",図3の流れに沿って2グループ間で"比較"検証する前向き研究です.2群の特徴(年齢・男女比など)が等しくなったり比較基盤ができたりするためにバイアスが極力排除でき,介入研究の中で最も妥当性と有用性(統計処理に強い)が高いデザインです.さらにプラセボなどで治療内容が研究者にも被験者にもわからないようにする(二重盲検)と情報バイアスを回避でき,妥当性は一層向上します.

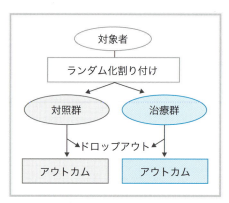

図3 ランダム化比較試験の流れ

3) メタ解析(メタアナリシス・メタ分析)

同様の研究を統合してひとつの結果にまとめ上げて精度を高める研究です.まとめられた個々の研究結果にも目を通し,一貫性や各研究の妥当性も見極めましょう.

4) nested case-control study

コホート研究のデータを後から別の目的で症例−対照研究として分析する研究法です．長所としては検出力の強い仮説が立てられること，費用を削減できること，仮説検定に必要な標本数を最少化できることです．

まとめ

❶ 目的・カテゴリーに適したデザインを選びます．現実性も勘案しましょう

❷ 研究デザインごとの妥当性・質を評価しましょう

第2章　エビデンスを読む

A 統計のイロハ

7　症例報告

▶妥当性・信頼性の点でエビデンスとしては水準が高くありません

難易度 ★ ★ ★

Keyword ● 症例報告

❶ EBMマインド

　EBMでは妥当性の高さに応じて研究デザインの水準が設定されています（図1，第2章A-6，p52参照）．ただし，あくまで参考水準であり低い水準のエビデンスを活用しないわけではありません．また，この水準とは別に研究分野に応じて適切な研究デザインがあるのでこの点からも妥当性を評価します（表1）．**水準が低い場合や不適な場合は割り引いて読んで使います**．

● エビデンスの説得力評価項目

- 研究デザインの水準
- 目的とデザインの適合性

　発表されていない症例報告や院内集計は臨床研究としては水準が低くエビデンスとはよびませんが，客観的に吟味して限界を認識したうえで参考資料として適用していく姿勢はEBMマインドとして重要です．

　なお，学会発表された研究は大規模研究であっても論文化されていないものはエビデンスとはよびません．未発表データが引用・参照されることもありますが，それらのエビデンスレベルはきわめて低いので気をつけましょう．

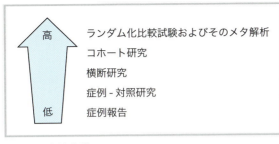

図1 妥当性水準

表1 カテゴリーに応じた最適な研究デザイン

診断	罹患の疑いの高い患者を対象とした横断研究
予後	初期から十分なフォローアップをしているコホート研究
治療・予防	ランダム化比較試験
病因・リスクファクター	コホート研究, 症例−対照研究
副作用	あらゆる種類のデザインを考慮

❷ 妥当性と信頼性の検証

　症例報告や院内集計は妥当性や信頼性に乏しいことが多いのでそれぞれ**バイアスと偶然性を評価**し，その分厳格に検証もしなければなりません（表2）．

表2 症例報告・院内集計の欠点

- 症例数が少なく偏りがある
- 研究前に仮説が立てられていない
- 比較対照が設定されていない
- 検定法が誤っていることが多い

❸ 仮説提唱

　事実を描写・縮約する記述統計は，仮説を実証するのではなく**提唱**するものです．症例報告や院内集計分析の結果はあくまでも仮説であり，仮説は立証されてはじめて臨床的意味をもちます．分析結果はあくまでも**可能性**であり強く結論づけることはできません．また，ローカルで特殊なデー

タは院内では適合性が高くても**一般性に乏しい**ことが多く他の症例や施設に一般論として敷延できるかどうかは不明です．

❹ 症例報告の有用性

　　日本の学会での症例報告は奇を衒ったものが非常に多いのですが，症例報告から多くの医学知識が生まれて病態生理の解明や新たな検査・治療法の開拓に役立つこともあるのは事実です．近年，以下の点で見直されてきています．

- 基礎研究と臨床実践の橋渡しとなる可能性がある
- 医療従事者が症例を担当することや検討会を通して多くの臨床的知識が身につき，臨床統計学と臨床技能の統合が容易になる．EBM実践においてエビデンスと医療アートのバランスをとるのに役立つ
- 臨床統計学の適用・実践の実例となる
- 新しい疾患概念の認識に役立つ
- 治療の副作用・後遺症の認知に役立つ
- エビデンスとEBMの4輪の一部を担う患者さんの語り（narrative）を統合するスキルの習得に役立つ（**第1章-2, p19参照**）

Advanced Level

● 症例報告の報告バイアス

　　論文化されていたとしても症例報告は下記の点で妥当性が劣ります．

- 新たな疾患概念や検査・治療法が提唱された直後は注目度が高いので，同種の報告が増える傾向にある
- 重症度の高い疾患ほど報告の可能性が増える
- "斬新さ"，"珍しさ"の点で仮説の提唱に終始した逸話的症例報告が日本の学会で目立つ
- 仮説が立てられていなかったのに集計データの検定をしてみたら有意差が出た場合，それが動機となった報告がなされることがある

60　　スッキリわかる！臨床統計はじめの一歩　改訂版

まとめ

❶ エビデンスとはよばない未発表の研究を参考活用することも
EBMマインドとして重要です

❷ 妥当性と信頼性を検証してから活用しましょう

❸ 一般性についても検討しましょう

❹ 結果はあくまでも仮説です．立証ではありません

❺ 症例報告は単なる感想文ではなく，教育的であることが目
的です

第2章 エビデンスを読む

A 統計のイロハ
8 アンケート結果を読むとき
▶まず回収率・回答数・回答者層を確認します

難易度 ★★★

Keyword ● アンケート ● 回収率 ● 回答数 ● 妥当性 ● 信頼性

1 アンケートの罠

　Aさんはある駅前の通行人40人にアンケートをとり，持っているスマートフォン（スマホ）の色を調査をしました．この結果（図1）をもとに，「日本人は黒色のスマホを最も好む」と結論しました．

　では，この調査結果を読む時にどう注意し，どうデータをまとめるのが好ましいかを見ていきましょう．

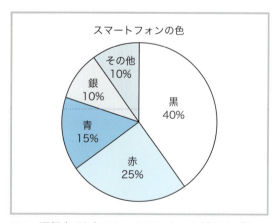

図1　通行人40人にとったアンケート結果のグラフ

1) 読む価値はあるか？：妥当性の評価

a. 回収率・回答数・回答者層

　まずは，どういう人を対象にアンケートを行い，そのうち何％が回答し

たかが重要です．**対象者数が少なかったり，多くても回答率が低かったりしたらバイアスが入り込む余地が大きく，データの価値が減ります**．他駅でのデータはまったく違うかもしれません．回答者層と非回答者層の違いの分析もして偏りがないかチェックしましょう．

b. 調査手段

個人情報に関わる質問内容や回答者の特定が可能な調査は，回答率が低かったり回答の信憑性が低かったりするかもしれないので解釈には気をつけましょう．また，調査謝礼によっても回答者層に偏りが出る可能性もあります．

c. 足りない数字 (比較基盤)

黒色が優位なのは事実ですが，必ずしも人気第一位を反映しているとは限りません．もともと黒色の生産台数が圧倒的に多いために黒色の販売数が一番多いだけかもしれません（人気他色が売り切れていてやむを得ず黒色にした可能性）．**生産台数という比較基盤がなければ結論は出せません**．

d. データ処理

体重・血糖値などの測定値（計量データ）や人数・割合（分類データ）の扱いは比較的簡明ですが，「はい・いいえ・どちらでもない」などの段階（順位データ）はまとめ方や比較の仕方があいまいになりがちです．**研究を計画する時点で収集データの種類も同定しておくことが必要です**．

2) 結果は確実か？：信頼性の評価

データの数が少ないと偶然性による誤差が増え，結果のぶれが大きくなります．その分，統計学的に確実な違い（有意差）は認めにくくなり，結論の信頼性が低下します．検定によって統計学的な有意差を評価しますが，推測するのではなく事実を描写したり仮説を提唱したりする場合は検定は不要です．

❷ グラフの幻影：姿を消したデータに注意！ ● ● ● ● ● ●

グラフには形容詞や副詞がないので客観的という印象がありますが，これを利用してマスコミや広告の調査報告グラフでは一部が扇動的に誇張されていることが多いのでだまされないように気をつけましょう．

「内閣支持率46％に急落！3ヵ月前の54％から」（図2）

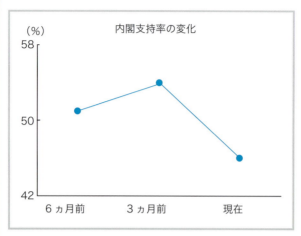

図2 ある記事に付随されていたグラフ

　3ヵ月間で過半数だった支持率が非支持率と逆転したのはインパクトが強く，しかも付随グラフが急落の衝撃性をさらにかきたてます．しかし冷静に読みましょう．

1) 回収率・回答数・回答者層は？

　回収率・回答数が低かったり調査対象者の職種が偏っていたりしたのでは妥当性に欠けます．回答者200人のデータだとすると有意差はなく，「今回の調査では確実に支持率が下がったとは結論できない」としかいえません．

2) 切り取られたグラフ

　グラフをよく見ると縦軸が0％から始まっていません！本来のグラフから一部が切り取られて引き伸ばされて変化が誇張されています（図3）．**目盛りにも気を配り，「針小棒大」のグラフにだまされないようにしましょう．**

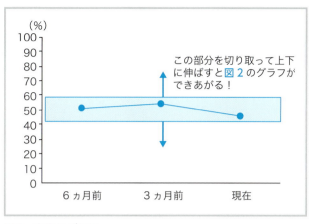

図3 本来のグラフ

まとめ

❶ 結果を見る前にアンケートの回収率・回答数・回答者層をまず確認します

❷ 足りないデータがないか検討しましょう．表面に現れた数値だけに注目すると，本質的に重要な情報を見落としてしまいます

❸ アンケート調査の集計結果は，妥当性（読む価値）・信頼性（確実性）がともに低いものが多いのでだまされないように気をつけましょう

第2章　エビデンスを読む

A 統計のイロハ

9 システマティックレビュー・メタ解析

▶ 精度を高めるための要約方法です

難易度 ★★★

Keyword ● システマティックレビュー ● メタ解析 ● 診療ガイドライン

1 システマティックレビュー・メタ解析

　両者ともクリニカルクエスチョンから始まるエビデンスの系統的なレビュー手法であり，複数のデータを定性的・定量的に統合集約したり精度を高めたりすることに役立つ手法です．メタ解析（メタアナリシス・メタ分析）はギリシャ語の接頭語「meta（超越する）」に由来し，1976年にその名称が誕生しました．特に近年では，診療ガイドラインの作成において百花繚乱のエビデンスをまとめる点でその有用性が高まっています．

2 レビューの種類

　代表的な医学レビューには「ナラティブ（叙述的）レビュー」と「システマティック（系統的）レビュー」の2形式があり，後者には定性的レビューと定量的レビュー（メタ解析）があります（図1）．狭義のシステマティックレビューは定性的レビューを指します．

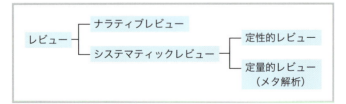

図1　レビューの種類

表1　レビュー形式の比較

	ナラティブレビュー	システマティックレビュー
クリニカルクエスチョン	広い	焦点が絞られる
一次研究の範囲	特定されない	広い情報源
検索	偏りがある	明瞭な検索戦略
一次研究の選択	特定されない	基準の均一な適応
一次研究の評価	恣意的	厳密
総合	定性的	定性的・定量的
結果の解釈	ときにエビデンスに基づく	通常エビデンスに基づく

1) ナラティブレビュー

　　ナラティブレビューは，従来の教科書解説のように包括的・系統的手法を用いていない記述法のことで，病態生理や基礎実験に重点が置かれていたり，解説根拠が不透明であったりすることが多い点で臨床的有用性が乏しいのが欠点です（表1）．

2) システマティックレビュー

　　一方，システマティックレビューはEBMの手法による系統立てた評価方式（表1，2）で**EBMにおいては一般にシステマティックレビューの方がナラティブレビューよりも有用性が高い**位置づけです（表3）．システマティックレビューは一般向けには「研究レビュー」として解説されています（図2）．

表2　システマティックレビューとメタ解析の手順

① PICO形式のクリニカルクエスチョンの設定
↓
② 文献の検索法・選択基準の設定
↓
③ エビデンスの系統的検索
↓
④ エビデンスの取捨選択
↓
⑤ 選択されたエビデンスの批判的吟味・統計学的統合（メタ解析）
↓
⑥ 統計学的・臨床的解釈

表3 システマティックレビューの有用性

- 従来のエビデンスの問題点整理と新しい検討課題の発見（「温故知新」）
- 複数のエビデンス結果の不一致の考察
- メタ解析による統計学的検出力の改善

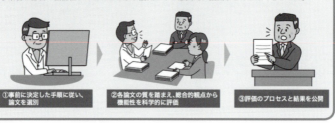

図2 「研究レビュー」の解説
〈出典〉消費者庁パンフレット "消費者の皆様へ「機能性表示食品」って何？"消費者庁ウェブサイト［http://www.caa.go.jp/foods/pdf/150810_1.pdf］

❸ メタ解析の意義

　メタ解析は，包括的・系統的検索に基づく**システマティックレビューを縮約・統計学的解析**することで，より**客観的・具体的情報を提供**します．統計学的信頼性も高まり，精度の高い解析ができます．ただし，要約することと情報の損失の間には常にトレードオフがあることも忘れてはいけません．

　恣意的にエビデンスを集めて統合することは御法度で，**あらかじめ設定した検索法と選択基準**に沿ってエビデンスを組み入れます．文献検索式や除外された論文についての理由も記載されているか確認しましょう．重み

づけは各エビデンスデータの分散の逆数などによって決まり，分散が小さいデータほど重みづけは大きくなります．不均一性はデータの散らばり程度や一致具合などで左右されます．

④ メタ解析の読み方

結果はForrest plotという図にまとめられ（図3），個々のエビデンスによる推定値・信頼区間がグラフ・数値で表示されるほか，各データの重み付けや不均一性も算出されます．

1) 個々のデータの定性的評価とバイアス・直接性の検証

まずは目視により効果の方向性や信頼区間の重なりを全般的に評価し相反するデータの有無や重みづけの偏りを確認します．各エビデンスの四角は推定値，横棒は95％信頼区間を示し，重み付けが大きいほど四角が大きく図示されます（図3）．

また，各研究についてもバイアスの危険性は高くないか，クリニカルクエスチョンに直接答えているかも検証します．

2) 統合結果と信頼性・精確度の評価

加重平均データが最下段に菱形で表示されます．菱形の中心が統合平均値で，幅が95％信頼区間です．リスク比で集約する場合，菱形がリスク比1.0ラインをまたいでいれば統計学的有意差はありません．また，菱形の幅が広いほど精度・信頼性は低くなります．

3) 不均一性（異質性）の評価

I^2やコクランQ検定という指標で表示され，一般にI^2が50％以上，コクランQ検定のp値<0.05であると不均一性が高い（一貫性が低い）と判定します．不均一性が高いと統計学的には統合結果の頑強度が低い（「十把一絡げ」）とみなされることが多いのですが，どの程度の不均一性なのか，不均一性の要因とその影響の大きさを考察できるかをサブグループ解析やメタ回帰分析によって追究することが重要です．

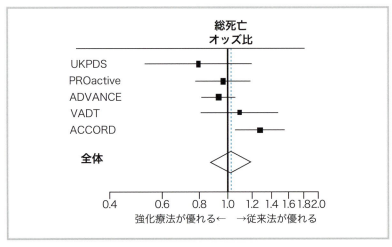

図3 メタ解析のForrest plot

2型糖尿病治療で，血糖管理強化群と従来法群の総死亡リスクを比較検証したランダム化比較試験（UKPDS, PROactive, ADVANCE, VADT, ACCORD）の各オッズ比（≒相対リスク）を統合解析したメタ解析です．
■は各研究結果（＝真の値の推定値）で，横棒は95％信頼区間（推定結果のぶれ幅）を示します．また，ダイヤモンドの中心（点線）は統合オッズ比，幅は統合信頼区間を示します．オッズ比1.0の実線より左の領域に横棒やダイヤモンドが完全に入っていれば，どの誤差値であってもオッズ比は1.0未満なので強化療法が「確実に」優れる（＝統計学的有意差を認める）ことになり，逆にオッズ比1.0より右の領域に完全に入っていれば確実に（有意に）従来法が優れることになります．横棒やダイヤモンドがオッズ比1.0の実線をまたいでいれば強化療法が優れるのか従来法が優れるのか「確実には」判定できません（＝統計学的有意差なし）．全体の結果では血糖強化管理による総死亡の有意な増減を認めませんが，ACCORDでは総死亡が確実に増加していることに着目しましょう．統合結果だけに目が行くと重要なメッセージを見落とす危険があります．
（文献1を参考に作成）

❺ 解釈上の注意点

システマティックレビュー・メタ解析は最上級のエビデンスレベルに位置づけられることが多いのですが，鵜呑みにしてはいけません．まずは**手法の批判的吟味（表4）を行い，妥当性・バイアスリスクを評価します**．ランダム化比較試験だけのレビューであればエビデンスレベルは最高位ですが，下位レベルの研究が組み込まれたメタ解析のレベルは最下位に合わせます．つまり，**玉石混淆のエビデンスを統合したメタ解析は「石」レベル**です．ましてや未発表データや論文化されていない学会データ（いずれも

エビデンスレベル「なし」）が含まれている場合のメタ解析のエビデンスレベルは「なし」であるため，読む価値はないでしょう．

表4　システマティックレビューとメタ解析の手法上のチェックポイント

- 包括的な文献検索がされ，もれなく吟味されているか？
- 2人以上の査読者によって別々に検索・吟味されているか？
- 原著の詳細の記載および妥当性の評価をしているか？
- 統合する適切さを検討しているか？
- メタ解析では個々の研究結果の不均一性・異質性の検証もされているか？

Advanced Level

出版バイアス

　出版バイアスとは，否定的な結果の研究は肯定的な結果の研究より発表されにくいというバイアスで，スポンサーがついている研究ほど著しくなる傾向にあります．

　出版バイアスはFunnel plotというグラフで目視により定性的に評価したりEgger検定によって定性的に評価したりします．

Evidence & Review

1）Ray KK, et al：Effect of intensive control of glucose on cardiovascular outcomes and death in patients with diabetes mellitus：a meta-analysis of randomised controlled trials. Lancet, 373：1765-1772, 2009

第2章 エビデンスを読む

A 統計のイロハ

10 診療ガイドラインを利用するとき

▶ 作成手順や文献選択法を検証します

難易度 ★★★

Keyword ● 診療ガイドライン ● クリニカルクエスチョン
● システマティックレビュー ● メタ解析

❶ 診療ガイドライン (Clinical Practice Guideline)

　診療ガイドラインは，**EBMに即して系統的な手法により作成された推奨
を含む文書です**．教科書的な総説ではなく，実地における**クリニカルクエ
スチョン**（臨床疑問）を解決するための診療指南書です．EBMでは，クリ
ニカルクエスチョンに基づいてシステマティックレビューやメタ解析を行
い，そのエビデンス総体に推奨度（グレード）を付記したフォーマットが
主流です．該当するエビデンスがない場合や，あってもその質や適用性が
低い場合は専門家のコンセンサスに基づいて推奨が作られることもあります．

　クリニカルクエスチョンは単なる疑問文ではなく**PICO形式の closed
question が理想**です．この形式だと臨床現場でのQ＆Aとして実用性・適
用性が高く，作成上も文献検索や批判的吟味がしやすくなります．各エビ
デンスは研究デザインによってレベル付けがされます（第2章A-6, p52
参照）．

❷ 診療ガイドラインの強制力

　診療ガイドラインはあくまでも最低限の安全性と有効性を維持するため
に患者さんと医療者を支援する目的で作成されており，臨床現場における
意思決定の際に判断材料の1つとして利用することができます．杓子定規
に適用すると個別化医療につながらなかったり誤った診療の危険性があっ
たりします．**それぞれの症例で推奨内容を取捨選択することが大切です**．
さらに**患者さんの意向や価値観も加味して方針を決定することが重要です**．

72　　スッキリわかる！臨床統計はじめの一歩 改訂版

ただし診療ガイドラインの存在と内容は知っておく必要があり，診療ガイドラインの推奨と異なる診療をする際には，説明・記載 が重要です．

❸ 「エビデンスに基づいた」 診療ガイドラインの危険性

EBMのカテゴリの1つとして，「エビデンスに基づいた」診療ガイドラインがあります．エビデンスの信憑性は千差万別なので，**指針の判断根拠としている個々のエビデンスの妥当性と信頼性にも着目しなければなりません**．吟味せずにエビデンスを寄せ集めているだけの空念仏が少なくないので，エビデンスに基づいているからといって過信するのは危険です．

❹ 診療ガイドラインの検証

1) 妥当性・信頼性の評価

以下の点について評価します．
- 論点を明確にしてからPICO形式のクリニカルクエスチョンを作り，包括的に文献を吟味しているか（システマティックレビュー）？
- 各推奨について，根拠となるエビデンスの水準が明記され引用文献も記載されているか？バイアスリスクは低いか？
- エビデンス総体の信頼性が高い（誤差が小さく精確）か？各結果がほぼ一致している（不均一性・異質性が低い）か？複数の論文で再現性が認められているか？
- 各推奨には推奨度が付記されているか？
- 出版バイアスは疑われないか？（第2章A-9, p71参照）

2) 適用性の評価

臨床での適用性についても以下の点を評価します．
- **患者さんへの適用性はどうか？**
  エビデンスの対象集団と実際の患者さんの属性のマッチングを確認し，クリニカルクエスチョンに直接答えているか，集団の中でのデータがどの程度適用できるか検討します．
- **患者さんの意向はどうか？**
  診療ガイドラインの押し付けは患者さん本位の個別化医療にそぐいません．

- 診療ガイドラインに従うことによってかえって**労力や資源が浪費されないか？**
- **臨床現場の事情はどうか？**

  診療ガイドラインを指針とし，臨床現場の事情を取り入れて診療を実践します．検査前確率を含めて患者さんの意向や特性も加味し，協働判断をしましょう．

Advanced Level

1) Minds

現在，日本には数百の診療ガイドラインがあります．Minds（Medical Information Network Distribution System）［http://minds.jcqhc.or.jp/］のホームページで多くの診療ガイドラインにアクセスできます．

2) 診療ガイドラインと診療マニュアル

診療ガイドラインと診療マニュアルの区別は曖昧ですが，一般に**診療ガイドラインは指針概説，診療マニュアルは現場に即した指示**という位置づけになっています．診療マニュアルは実地的である反面，エビデンスに基づいていない面が大きくなります．この両者をうまく使い分け，患者さんの意向をうまく織り込んでいく際に臨床能力が問われます．

診療ガイドラインや診療マニュアルは，アウトカムや診療の質を改善するエビデンスに基づいた推奨内容であったとしても実臨床で本当に役立つかは未知数です．日本ではエビデンスに基づいた診療ガイドラインや診療マニュアルは多数発行されていますが，その有効性が検証されたものはありませんでした．そこで私たちは，診療の最適化と病診連携の観点から制作された『糖尿病標準診療マニュアル（一般診療所・クリニック向け）』（国立国際医療研究センター病院/編）が，地域のかかりつけ医に通院する2型糖尿病患者の診療の質（Quality Indicator：QI）を改善する効果をクラスター化ランダム化比較試験によって日本で初めて検証しました．その結果，当マニュアルにより糖尿病合併症スクリーニング率が向上することが判明し，糖尿病合併症に関する診療の質が改善することが示唆されました[1]．

まとめ

❶ 個別化医療は患者さんのためのものであり，診療ガイドラインに縛られる必要はありません

❷ 診療ガイドラインに盲従するのではなく，引用エビデンスの妥当性と信頼性にも目を向けましょう

❸ グローバルに考えて，臨床現場で行動しましょう

Evidence & Review

1）Noto H, et al：Cluster-randomized trial to improve the quality of diabetes management：The study for the efficacy assessment of the standard diabetes manual (SEAS-DM). J Diabetes Investig, 7：539-543, 2016

第2章　エビデンスを読む

B 知っておきたい用語・解析法

1　エンドポイント

▶ 臨床研究で究明する項目のことです

難易度 ★ ★ ★

Keyword ● エンドポイント ● アウトカム ● 真のエンドポイント
● 代用エンドポイント

❶ アウトカム，エンドポイント

　アウトカムとは臨床経過の結末内容（臨床転帰）のことです（表1）．結末に限らず経過途中を含めた臨床的発件事象（副作用など）をイベントといいます．臨床研究では多くの項目を同時に調べますが，仮説（有効性や安全性を比較）を検証するために最終的に統計処理の対象となるアウトカムをエンドポイント（評価項目）といいます．**いずれもデータ収集開始前に設定しておき，開始後は都合がいいように変更してはいけません．**

表1　アウトカムの例

● 発症
● 治癒
● 死亡
● 症状
● 満足感
● 入退院

　検査値は診断や病態把握に役立ちますが，**異常検査所見を治療・予防しても予後改善につながるとは限りません**．臨床上のエンドポイントを**真のエンドポイント**，検査値を**代用（代理）エンドポイント**ともよびます．

76　スッキリわかる！臨床統計はじめの一歩　改訂版

例 研究例

P	患者	心筋梗塞の患者に
I	介入	抗不整脈薬を予防投与すると
C	比較対照	投与しない場合と比較して
O	アウトカム	死亡率は減るか？

Pは患者（Patient），Iは介入（Intervention），Cは比較対照（Comparison），
Oはアウトカム（Outcome）の頭文字です（第1章-2，p19参照）.

　高血糖は死亡のリスクファクターですが，厳格に血糖値（代用エンドポイント）を低下させた結果死亡率（真のエンドポイント）が有意に増加してしまったことを示すエビデンスもあります[1]．臨床的アウトカムを中心に研究をつくることが重要です．**治療の対象は患者さんであり，検査所見ではありません**．さらに，**アウトカムに統計学的有意差があっても臨床的意義が大きいとは限りません**．

② アウトカムの種類

　アウトカムは客観的で計測比較可能なデータでなければいけません（表2）．**比較対照と同じ基準で判定できることが重要**です．満足感など抽象的なものは客観的な数値に適宜置き換えますが，妥当性が実証されていない自家製データはできるだけ避けましょう．

表2　データの種類

- 計量データ（体温・白血球数など）
- 順位データ（病期・満足度など）
- 分類データ（発症率・男女比など）

③ 質的研究

　質的研究とは，満足感やQOL（Quality Of Life），効率など直接機器で測定したり目で確認できないような社会・心理的アウトカムを対象としたりする研究で，多様な訴えをもつ患者さんに密着する看護領域で盛んに行われています．感情・感性が大きく入り込む分野なので部分的な現象論として分析するには抵抗感があるかもしれません．しかし情けがあだとなる

こともあるように客観的分析・判断のためにはある程度の心理的な距離が必要です．研究を行うときには，冷静に生の声とデータを分析し，その場で何かをするのではなくて「研究を進めることを通じてその人たちに貢献する」というスタンスが大切です[2]．**質的研究は現場の体験に基づいているほど量的分析（機器で測定したり分類したりできるデータの分析）への裏づけが強くなり，説得力のある研究になります．**

一方，エビデンスを実地活用する際には数量化された集団での質的データを一律に適用して個性を無視するわけではありません．量的データと同じかそれ以上に個別化を重視します．**エビデンスの創作においても活用においても重要なのは患者さんと医療者の間の双方向のコミュニケーションです**[3]．**評価には質と量のバランスが重要です．**

Question ➡ 答えは［まとめ］中

● ここでクイズ．アウトカムに関して正しいのはどれでしょうか？

a．感染症治癒の指標としてはCRP値の正常化が最も有用性が高い

b．ある治療法によるアウトカム改善のエビデンスがあれば，患者さんの意向にかかわらずその治療を行うべきである

c．降圧作用の大きい新薬ほど臓器保護作用も大きい

d．アウトカムに統計学的有意差があっても臨床的意義が大きいとは限らない

Advanced Level

1）一次（主要）エンドポイント・二次（副次）エンドポイント

臨床研究は**仮説を検証**するために一次エンドポイントを基準にバイアスと偶然性を減らすように介入法・追跡期間・サンプルサイズなどが設計されています．研究を組む際，一度にたくさんの項目を測定して分析したい衝動に駆られますが，すべての項目に対して妥当性と信頼性を確保することは不可能です．**最も評価したい項目1つに的を絞らなければなりません．**そこで，一次エンドポイントに関連した検査値や疾患の発症は，**研究開始前に二次エンドポイントとして設定し，プロトコルに記載します（研究開始後に変更するのは原則ルール違反です）．そして研究終了後に付随的に分析し，医学的裏づけや新たな仮説提唱をします．ついでに調べるオマケで**

78　スッキリわかる！臨床統計はじめの一歩　改訂版

すのでバイアスや偶然性による誤差が入り込む余地がたくさんあり過大視されがちです．実際，そのような二次エンドポイントを一次エンドポイントとして研究をデザインし直して実施したところ，有意差が認められなかったことも少なくありません[4][5]．

　なんとか有意差をこじつけようとして，一次エンドポイントで有意差があるとはいえないのに（通称「ネガティブスタディ」），有意差を認めた二次エンドポイントが「情報操作」されて過大評価・過剰宣伝されることが多々あるのですが，これは本末転倒・朝三暮四ですので悪徳商法に気をつけましょう．特に，論文著者の中にスポンサー企業員が含まれている場合は，いいように解釈されている傾向にあるため，大きく割り引いて読む必要があります．

2) ハードエンドポイント・ソフトエンドポイント

　死亡・心筋梗塞発症・血液型などのように誰が診断しても同じ結果になる項目をハードエンドポイントといい，入院や手術など適応や基準が担当医や施設によって異なる項目をソフトエンドポイントといいます．後者は判定が主観的になったりバイアスが入り込む余地が大きかったりするため解釈は要注意です．

3) 複合エンドポイント

　例えば心筋梗塞は心不全や他の動脈硬化性疾患を合併しやすいので，それらを1つのエンドポイントとしてまとめたものを複合エンドポイントといいます．各構成エンドポイントの有意差も評価し，真のエンドポイントと代用エンドポイントが組み合わされていないか，ハードエンドポイントとソフトエンドポイントが混在していないかなどに注意する必要があります．特に，入院決定など判断医によって基準が大きく異なるソフトエンドポイントが含まれている場合は要注意です．情報操作も可能でバイアスが大きいからです．なお，各要素の解析は二次エンドポイントとして扱いますが，バラつきが大きい場合には複合エンドポイントはあまり意味をなしません．複合エンドポイント全体として有意差があった場合，各要素すべてが有意差あったかのような錯覚に陥らないよう（**おとり販売**にだまされないよう）気をつけましょう．

4) 後付け解析

　　客観性・妥当性を保つためにエンドポイントは研究前（a priori, pre-specified）に設定しておき，原則として研究開始後には変更してはいけません．しかし仮説探求のために研究終了後にエンドポイントを新たに設定して解析し直すことがあり，これを後付け（post hoc）解析といいます．ここで注意すべき点は，前述のように研究は本来の一次エンドポイントをもとにデザインされているため，後から都合がいいように解析をし直すと情報バイアスが大きく入り込むことです．まさに**後だしじゃんけん**で，公正解析とは言いがたいので話半分に読み流しましょう．二次エンドポイントと同じように情報操作されやすいので気をつけましょう．

まとめ

❶ アウトカムは測定・比較可能なデータでなければいけません
❷ 検査値よりも臨床的アウトカムの方が重要です
❸ アウトカムに統計学的有意差があっても臨床的意義が大きいとは限りません

Evidence & Review

1）Gerstein HC, et al：Effects of intensive glucose lowering in type 2 diabetes. N Engl J Med, 358：2545-2559, 2008

2）萱間真美：はじめの一歩が研究成果を左右する．医学界新聞，2758号（11月26日），2007

3）Makoul G & Curry RH：The value of assessing and addressing communication skills. JAMA, 298：1057-1059, 2007

4）Pitt B, et al：Randomised trial of losartan versus captopril in patients over 65 with heart failure（Evaluation of Losartan in the Elderly Study, ELITE）. Lancet, 349：747-752, 1997

5）Pitt B, et al：Effect of losartan compared with captopril on mortality in patients with symptomatic heart failure：randomised trial--the Losartan Heart Failure Survival Study ELITE II. Lancet, 355：1582-1587, 2000

第2章　エビデンスを読む

B 知っておきたい用語・解析法

2 データの縮約

▶ 種類と分布型に応じて適切に要約します

難易度 ★ ☆ ☆

Keyword ● 分類データ ● 順位データ ● 計量データ ● 正規分布
● 平均値 ● 中央値 ● 標準偏差

① データの種類

データは3種類に分類されます（**表1**）．データの種類によって表記法や
比較検定法が異なります（**表2**）．まずはデータの種類を見極めましょう．

表1　データの種類

- 分類データ ⎱
- 順位データ ⎰ 質的
- 計量データ 　量的

表2　データの種類と表記法・検定法

	表記例	検定法例
分類データ	分布（人，%）	カイ2乗検定
順位データ	分布（人，%）	Mann-Whitney検定
計量データ	平均値，中央値	t検定，Mann-Whitney検定

1) 分類データ

名義尺度ともよばれ，**区別・頻度のデータ**です．割合・発症率（件数）
など「%」・「人」・「件」で表されます．大小関係はなく，計算もできま
せん．機器で測るのではなく，人間が判定するデータです．なお，ある一
時点での患者数が総人数に占める割合のことを**有病率**といい，ある期間内
の発症者の割合を**累積罹患率**といいます．

> **例** **分類データの例**
>
> 男性：53％　女性：47％
>
> 副作用発症：45件　未発症：563件
>
> 5年生存率：86％
>
> 癌有病率：22％　癌罹患率：20％/5年

2) 順位データ

大小関係や順番はありますが**数字の大きさには意味がなく，計算できません**．目盛り間隔は抽象的です．たとえば癌の病期で，4期の癌は1期に比べて文字通り進行していますが，癌細胞が4倍多いわけではありません．**最終判定は人間が行うデータ**です．

> **例** **順位データの例**
>
> **成績：**　優（5人），良（23人），可（13人），不可（2人）
>
> **満足度：**満足（28人），どちらともいえない（2人），不満足（8人）
>
> ※注意…平均値を算出することはできません．人間が想定した順番であり，目盛りが
> 　　　　等間隔ではないからです．

> **誤った例**
>
> 前例で「満足」を1点，「どちらともいえない」を0点，「不満足」を−1
> 点として平均値を計算すると
>
> $\{1 \times 28 + 0 \times 2 + (-1) \times 8\} \div (28 + 2 + 8) = 0.5$点
>
> ※訂正法…例のように分布（人数または割合）を詳記します．

3) 計量データ

体温・体重・血糖値など機器を使用して測定する連続データで，多くは英語の単位がつきます．目盛りは等間隔です．正規分布の場合，体重40 kgの人と60 kgの人の平均体重は50 kgというように**数字として計算可能で統計解析に優れています**．

> **例** **計量データの例**
>
> 平均血圧：112/75 mmHg
>
> 体重減少：8 kg
>
> ※注意…自家製データを勝手に統計処理してはいけません．非客観的な数値になり，
> 　　　　目盛り間隔も不明だからです．

> **誤った例**
> 吐き気の程度を0から5まで設定し，治療前後での平均値を比較したところ有意差を認めた．
>
> ※訂正法…順位データとして各段階の人数または割合を表記し，適切な検定をします．

❷ データのまとめ方

データは表3に示すように種類と散らばりについてまとめて表記します．

表3　データの全体像の表記

1. データの種類：計量，順位，分類
2. 散らばり方　：正規分布（平均値と標準偏差），
   　　　　　　　非正規分布（中央値と最大値最小値），
   　　　　　　　分類データ（頻度・件数，割合）
3. 散らばりの幅：標準偏差，最大値最小値

1) 分類データ・順位データ

データの数字自体には意味がないので（人間が勝手につけただけ），平均値算出のような計算はできません．各グループの分布人数や割合を表やグラフで表記します．

例　入院患者の血液型（分類データ）（図1）

血液型	A	B	O	AB
人数（％）	27（25）	24（22）	45（41）	13（12）

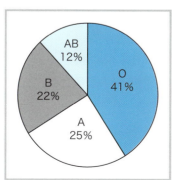

図1　分類データのまとめ方の例

2) 計量データ

a. データの散らばり方

データをまとめて代表する値として平均値（データの総和をデータの数で割った数）が用いられることが多いのですが，実は落とし穴があります．

> **例** 平均値は平均的？
>
> A国民とB国民の平均的な年収を調べるために7人ずつ調査した結果，次のようになりました．
>
> | | |
> |---|---|
> | A国民（万円）：300, 500, 550, 600, 650, 700, 900 | 平均値600 |
> | B国民（万円）：100, 200, 250, 300, 350, 1000, 2000 | 平均値600 |

「両国民とも平均年収は600万円で同じ」と結論していいでしょうか？

ここでデータの分布（散らばり）を描いてみると（図2），A国民の収入分布は左右対称ですが，B国民の収入分布には偏りがあることがわかります．**同じ平均値で散らばり方が違うと比較できない**ことになります．

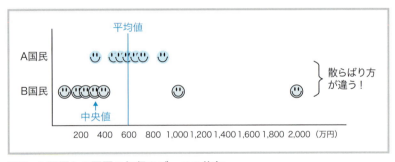

図2　A国民とB国民の年収のデータの分布

● 正規分布と平均値

図2のA国民のデータのように，左右対称で中心に密集している散らばり方を**正規分布**といいます．正規とは典型的・自然という意味です．データ数をもっと増やすと左右対称に裾野を広げる山型の分布図になります（図3）．**正規分布では平均値が真ん中の値**になり，**代表値**として使用します（表4）．

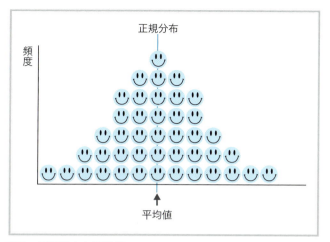

図3 正規分布と平均値

表4 正規分布の特徴

- 平均値と中央値は一致する
- 左右対称の分布である
- 全体の半数は平均以下である
- 検定に優れている

　一方，B国民のデータのように左右不均等な歪んだ散らばりの場合には，平均値は大きく外れたデータの影響を受けやすいために代表値としては使わず，真ん中の値（中央の順位に位置する値）を使用します（表5）．この真ん中の値を**中央値**といい，全体の半数がこの値より大きい（または小さい）ことになり，全体数を半分に分けやすい「標準的な」値になります（図2）．

表5 各代表値の特徴

代表値	定義	長所	短所
平均値	各測定値の総和/データ数	計算上扱いやすい	極端なはずれ値の影響を受けやすい
中央値	中央の順位に位置する測定値（データ数が偶数の場合は中央2値の中間値）	極端なはずれ値の影響を受けにくい	計算上扱いにくい

　このように，**平均値は真ん中（平均的・標準的）とは限りません**．

> **例** 年収のまとめ方
>
> A国民の平均年収　：600万円
> B国民の年収中央値：300万円（半数の人は年収300万円以上，または
> 　　　　　　　　　　　　　　　300万円以下）

b. データの散らばり幅

次にA国民とC国民の平均的な年収を調べるために7人ずつ調査した結果，次のようになりました．

> **例**
>
> A国民とC国民の平均的な年収を調べるために7人ずつ調査した結果，次のようになりました．
>
> | A国民（万円）：300, 500, 550, 600, 650, 700, 900 | 平均値600 |
> | C国民（万円）：100, 200, 400, 600, 800, 1000, 1100 | 平均値600 |

「両国とも平均年収は600万円で同じ」と結論していいでしょうか？
ここでデータの分布（散らばり）を描いてみると（図4），A国民・C国民の収入分布は両方とも正規分布ですが散らばり幅が違うことがわかります．**同じ平均値でも最高と最低の格差が違うのです．**

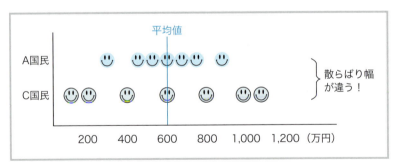

図4　A国民とC国民の年収のデータの分布

● 正規分布と標準偏差 (Standard Deviation：SD)

正規分布での散らばり幅の指標を**標準偏差**といいます．標準偏差が小さいほど散らばり幅も小さく，分布図は細い山型になります．正規分布では**平均値±標準偏差×2の区間内に約95％のデータが含まれます**（図5）．

正規分布でない場合は，一般に最大値・最小値などを用いて「範囲」を示します．

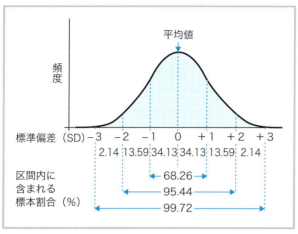

図5　正規分布と標準偏差

> **例　年収のまとめ方**
> A国民：平均値 600万円　標準偏差 171万円
> C国民：平均値 600万円　標準偏差 359万円
> B国民：中央値 300万円　範囲［100万円〜2,000万円］

Advanced Level

1) データの信憑性

　検査値は誰が見てもゆるぎがなく正確に見えます．しかし手法上の誤差と確率的誤差が潜んでいます（図6）．データを鵜呑みにしてはいけません．過信禁物です．

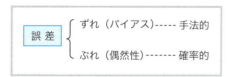

図6　データの誤差

例 データの例

- **血圧値**：妥当性も信頼性もあまり高くありません（姿勢・肥満度によってずれが生じ，再測定での再現性がよくありません）.
- **腹囲**：妥当性は高い（巻尺自体は正確）のですが信頼性は高くありません（呼吸状態によってばらつきます）.
- **車の速度メーター**：妥当性はあまり高くない（実測値ではなくタイヤの回転数に基づく計算値なのでタイヤの減り具合や空気圧によってずれます）のですが信頼性は高い（高精度）といえます.
- **脳梗塞予防試験での発症率**：妥当性は研究デザインによって決まり，信頼性は対象者数が多いほど高くなります.

2) 標準偏差 (Standard Deviation : SD) と標準誤差 (Standard Error : SE)

標準偏差は限られた標本データの散らばり幅の指標で，現状の描写に利用します. 一方，**標準誤差**は仮説に基づいた真の値の推定値のぶれ幅の指標で，統計学的推測をする際に用います[1].

- 標準偏差（SD）：データの散らばり幅の指標
- 標準誤差（SE）：推定値のぶれ幅の指標

例

- 大学生100人の腹囲を測定したデータ：平均値と標準偏差で記述
- 大学生100人の腹囲をもとに全国の大学生の腹囲を推定：平均値で推定，標準誤差で推定値のぶれ幅を予測

3) 変動係数

同一個体または検体で測定したときの**標準偏差÷平均値**を**変動係数**といい，測定誤差範囲を示します. 測定データの変化量が変動係数より大きくないと確実に変化したとはいいにくくなります. 臨床的アウトカムとあわせて評価しましょう.

4) 基準値と異常値

一般に平均値±標準偏差×2の範囲を**基準値**といいます. **異常値**は臨床

的意味も付加して判断するので，基準値を超えているからといって異常だとは限りません．

5) 平均寿命

　平均寿命は寿命の平均値ではありません．寿命（死亡時の年齢）の平均値は平均死亡年齢といいます．ある年齢において平均あと何年生きるかという予測値を平均余命といい，**出生時**の平均余命を平均寿命といいます．実際に人が何歳まで生きたか（平均死亡年齢）という実測値ではなく，**0歳児が将来何歳で死亡するかという予測値です**．平均余命は年齢別死亡リスクを収載した生命表に基づいて算出されます．

　また，平均寿命≦年齢＋平均余命という関係にあります．例えば，2011年の日本女性の平均寿命（0歳における平均余命）は85.8年で世界一ですが，80歳における平均余命は11.3年（世界3位）であり80＋11.3は85.8を上回ります（表6）．0歳における平均余命（＝平均寿命）と80歳における平均余命では国際順位も違うことに注目しましょう．

表6　女性の平均寿命と平均余命（2011年）

順位	国	平均寿命（年）	国	80歳の平均余命（年）
1位	日本	85.8	クック諸島	15.3
2位	アンドラ	85.4	カタール	12.3
3位	スペイン	85.2	日本	11.3
4位	モナコ	85.1	フランス	10.9
5位	フランス	85.0	シンガポール	10.9

まとめ

❶ データの種類と分布型によって要約値を使い分けます
❷ 適切なまとめ方をしないとデータの全体像を間違ってとらえたり，誤った検定をしたりしてしまいます

Evidence & Review

　1）「日常診療にすぐに使える臨床統計学 改訂版」（能登 洋/著），羊土社，2010

第2章 エビデンスを読む

B 知っておきたい用語・解析法

3 統計学的推測

▶標本データから母集団の値を推測（推定・検定）することです

難易度 ★★★

Keyword ● 統計学的推測 ● 推定 ● 検定 ● 信頼区間

❶ 知りたいのは真の値

　実際の研究データは事実ですが，バイアスや偶然性による誤差が入りこんでいて真の値とは限りません．**統計では真の値を誤差幅を含めて推定したり偶然性を確率として計算して確実性を検定したりします**（図1，2）．

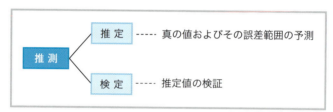

図1　統計学的推測の構成

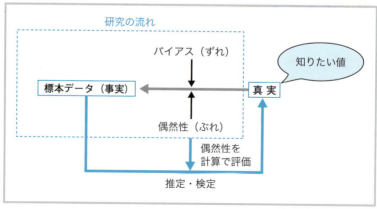

図2　事実と真実の関係

❷ 推定

　母集団（普遍）の調査・研究をすることは実際には時間・労力・費用・倫理上不可能です．そこで母集団の一部（標本）を抽出・選択して分析し，その標本の代表値（平均値・割合など）から母集団の値（真の値）を予測することを推定といいます．

　ただし標本はあくまで母集団の一部なので，標本を選ぶ際に偶然性の影響でデータがばらつく可能性があります．そのため，ある1つの推定値（点推定）ではなく**誤差幅も信頼区間（区間推定）として推定**します．**95％信頼区間**とは，調査研究を100回繰り返した場合に母集団の推定値が95回存在する分布幅のことで [0.2〜1.3] のように表記され，**幅が狭いほど信頼性（精度・再現性）が高くなります**．なお，2群間の差の信頼区間が0（発症率の比なら1.0）をまたいでいたら有意差があるとはいえません．**有意差とは違いが確実であるという意味であり，臨床的意義の大きさとは必ずしも一致しません**．

> **例 ヨーグルト摂取による感冒予防効果**
>
> 研究結果（＝事実）：ヨーグルトを食べる人100人中20人発症
> 　　　　　　　　　　食べない人100人中25人発症
> 　　　　　　　　　　（発症比0.8）
>
> 　　　誤差範囲を含めて推定
>
> 真の値の推定値 ヨーグルト摂取による感冒の発症リスクは0.8
> (95％信頼区間 [0.5〜1.3])
>
> 比の信頼区間が1.0をまたいでいるのでヨーグルト摂取により感冒発症率が減る（リスク<1.0）のか増える（リスク>1.0）のか白黒はっきりしません．すなわち，確実にリスクが減るとはいえないので統計学的に有意差があるとはいえません．

❸ 検定

　偶然性による誤差に基づいて，母集団における差や比の**推定値の確実性を検証**することを検定といいます．

　違いがあることの程度や感覚は主観的で人によって異なります．一方，

違いがないことは客観的で誰にとっても同じです．そのため違いがあることを証明するよりも，2群間に違いがないことを確率で客観的に否定する（二重否定）方が簡単です（図3）．検定で得られた確率が「2群間には本来は違いがないのにたまたま違いが出た確率」で，p値として表します．**p値が小さいほど違いがあることが確実になり，結果の信頼性・精度・再現性が高まります**．通常の臨床ではp値が5％未満（＜0.05）であれば偶然性による影響は問題にならないほど小さく，有意差がある（確実に違いがある）と判断します．**検定では真の値の推定の確実性を見ます**．

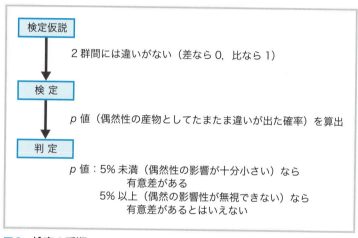

図3 検定の手順

例 ヨーグルト摂取による風邪予防効果

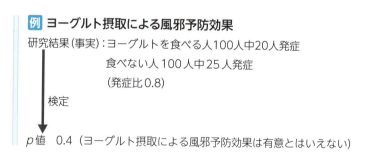

Advanced Level

1) 標準偏差と標準誤差

標準偏差（SD）は限られた標本データの散らばり幅のことで，現状の描写（記述統計）に利用します．一方，標準誤差（SE）は仮説に基づいた真の値の推定値のばらつき幅のことで，統計学的推測（推測統計）をする際に用います．

- 標準偏差：データの散らばり幅
- 標準誤差：推定値のばらつき幅

例

大学生100人の血糖値を測定したデータ：
　　平均値と標準偏差で代表値と散らばり幅を描写
大学生100人の血糖値をもとに全国の大学生の血糖値を推定：
　　平均値で推定，標準誤差で推定値のばらつき幅を予測

2) 検定の限界

a. バイアス

検定そのものの正確性は確立されていますが，**研究自体にバイアスがあったのでは検定結果の妥当性は低下**します．バイアスがなければ（あるいは調整すれば），偶然性による誤差は統計学上計算可能です．

b. 偶然性

検定は不確かさを数値で客観的に表すだけで，不確かさを払拭してくれるものではありません．不確かさを残して最終的に人間が判断することがポイントです．

c. 臨床的意義

統計学的に有意差があったとしてもそれは臨床的重要性を保証するものではありません．アウトカムの臨床的意義や変化量も検討する必要があります．さらに患者さんの意向も組み入れて判断することが必須であることはいうまでもありません．

まとめ

❶ 研究では，標本データから真の値を推定・検定します

❷ 推定では，信頼区間として誤差幅も予測します

❸ 検定では，2群間の違いが偶然の産物かどうかを判定します

第2章　エビデンスを読む

B 知っておきたい用語・解析法

4　相対リスク

▶ 発症率の比（割り算）のことです

難易度 ★★★

Keyword ● リスク ● 相対リスク ● リスク比 ● ハザード比 ● オッズ比 ● 絶対リスク差

❶ リスク

　リスクとは**アウトカムが発生する確率**のことです．疾患の発症でしたら発症率，死亡でしたら死亡率です．ネガティブな印象がありますが，単純に確率のことを指しますのでアウトカムが軽快する場合にも使用します．

❷ 相対リスク

　2群間で比べた**リスクの比（割り算）**を相対リスクといいます．

例
コーヒー嗜好者が5年間で糖尿病を発症するリスク　：3％
コーヒー非嗜好者が5年間で糖尿病を発症するリスク：5％
　　相対リスク：3％÷5％＝0.6
（コーヒーを飲むと糖尿病発症率が5年間で60％に減る）

❸ 相対リスクの種類

　研究デザインや解析法によって種々のリスクの相対的な比較指標があります．
リスク比　：前向き研究での発症率の相対比です（表1）．
ハザード比：平均的な1年あたりの発症率（＝アウトカム発生速度）です．

オッズ比　：症例−対照研究，回帰分析，メタ解析などで，リスクを算出
　　　　　　できない場合にオッズを使用し，その比で相対的比較をします．

　表1では糖尿病未発症のコーヒー嗜好者200人と非嗜好者300人のなかからそれぞれ6人と15人が糖尿病を発症した場合，各群の糖尿病リスク（各群全体に占める**割合**）は3％，5％となりリスク比は0.6となります．

表1　リスク比の考え方

コーヒー嗜好	糖尿病発症（人）	糖尿病非発症（人）	合計（人）	リスク（発症率）	
あり	6	194	200	6 ÷ 200 = 0.03（3％）	リスク比 3％ ÷ 5％ = 0.6
なし	15	285	300	15 ÷ 300 = 0.05（5％）	

❹ 相対リスクのわな

　同じ相対リスクでも，**対照群のアウトカム発生率によって絶対リスク差**（第2章B-5, p100参照）**は大きく異なります**（図1）．商品価格で例えれば，相対リスクの低下率は値引き率，絶対リスク差は値引き額，対照群の

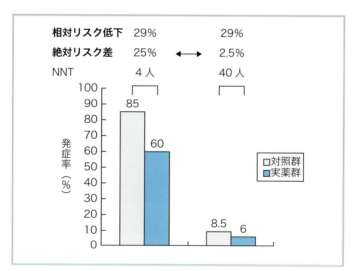

図1　相対リスク低下と絶対リスク差の関係
同じ相対リスク低下（「値引き率」）でも対照群の発症率（「定価」）によって絶対的な差（「値引き額」）は違います．
NNTは第2章B-5, p100参照

発症率は定価に該当します．同じ値引き率（相対リスク低下）であっても，値引き額（絶対リスク差）は定価（対照群の発症率）によって変わってきます．

論文では印象を強めるために相対リスクしか記載していないことが多いので対照群の発症率も確認し，**相対的な指標と絶対的な指標で効果を評価しましょう．**

Advanced Level

1) リスク比とハザード比の使い分け（図2）

図2を見てみましょう．A，B，Cともに5年後の相対リスクは同じですが，アウトカム発生経過は異なります．**リスク比は5年後の瞬間値であるのに対し，ハザード比は経過途中の発症速度も考慮したリスクの比**です．ハザード比はA＞B＞Cの順に小さくなります．なお，ハザード比はCox比例ハザードモデルで算出します．

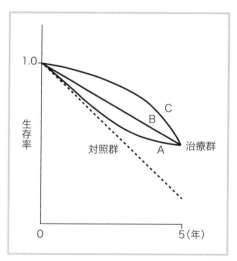

図2 ある疾患に治療（A・B・C）した場合の生存率

2) オッズ・オッズ比（表2）

オッズとは疾患有無の各群での要因（喫煙など）をもつ人の数と要因をもたない人の数の**比**のことです（割合・率ではありません）．**オッズ比**は疾

患有無の各群のオッズの比のことです．コホート研究では未発症の人全員を追跡するので，そのなかで発症した人の数からリスク（**割合**）とリスク比が計算できます．**しかし症例−対照研究では，発症後に患者と対照者を単に比較しているだけなのでリスクは計算できません．そこでオッズ比でリスク比を近似します．**

オッズ比は回帰分析やメタ解析でも使用します．なお，横断研究ではオッズ比よりリスク比を使用することが推奨されています[1]．

オッズ・オッズ比について**表2**でみてみましょう．膵癌患者50人と膵癌でない人400人を集めて喫煙の有無を調べたところそれぞれの群で喫煙者は30人，150人でした．各群でのオッズ（喫煙者と非喫煙者の**比**）はそれぞれ30：20，150：250の比の値なので1.5，0.6となります．オッズ比は両者の比なので1.5÷0.6＝2.5となります．

表2　オッズとオッズ比

喫煙	膵癌あり (人)	膵癌なし (人)	合計 (人)		膵癌リスク (発症率)
あり	30	150			
なし	20	250	患者と対照者の集め方次第なので計算する意味なし		
合計	50	400			
オッズ	1.5（30：20）	0.6（150：250）			

オッズ比
1.5 ÷ 0.6 = 2.5

3) 死亡率

a. 死亡率 (mortality) と致死率 (fatality)

死亡率の分母である総患者数には，死亡者数と快復者数のほか，現在罹患中（死亡にも治癒にも至っていない）の人数も含みます．一方，**致死率**の分母には現在罹患中の人数は含みません（**図3**）．一般に死亡率は致死率よりも少なく見積もられます．

> 死亡率＝死亡者数／（死亡者数＋快復者数＋現在罹患中の人数）
> 致死率＝死亡者数／（死亡者数＋快復者数）

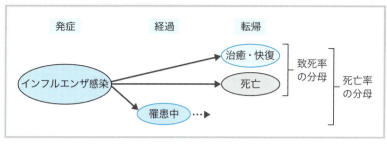

図3 インフルエンザ感染症の転帰

b. 年間死亡率（mortality rate）

インフルエンザ感染症のように快復可能な疾患もあれば，心筋梗塞や多くの癌のように快復不能な疾患もあります．後者の場合は死亡者数が年々累積していくので，**年間死亡率**を用いることもよくあります．mortality rate も直訳すると「死亡率」なので翻訳論文を読む際は気をつけなければなりません（年間の場合は"rate"がつきます）．

c. 年齢調整死亡率

一般に，高齢者ほど死亡率は高くなります．そこでバイアス排除のためには，複数の集団（コホート）の死亡率を比較する際に各集団の年齢構成も検討しなければなりません．ある集団の年齢構成を標準として，計算により調整（補正）された死亡率を**年齢調整死亡率**と言います．

> **まとめ**
> ❶ 相対リスクはアウトカム発症率の2群間の比（割り算）です
> ❷ 相対リスクと絶対リスク差（引き算）の両方で効果を評価します
> ❸ 同じ相対リスクでも絶対リスク差は大きく異なります

Evidence & Review

1) Thompson ML, et al：Prevalence odds ratio or prevalence ratio in the analysis of cross sectional data：what is to be done？ Occup Environ Med, 55：272-277, 1998

第2章　エビデンスを読む

B 知っておきたい用語・解析法

5　絶対リスク差

▶発症率の差（引き算）のことです

難易度 ★ ★ ★

Keyword ● リスク ● 絶対リスク差 ● 寄与リスク ● NNT ● 相対リスク

1 リスク

　リスクとはアウトカムが**発生する確率**のことです．疾患の発生でしたら発症率，死亡でしたら死亡率です．ネガティブな印象がありますが，単純に確率のことを指しますのでアウトカムが軽快する場合にも使用します．

2 絶対リスク差

　2群間のリスクの引き算結果を**絶対リスク差**といいます．**寄与リスク**ともいいます．また，絶対リスク差で1を割った数値（絶対リスク差の逆数）をNNT（Number Needed to Treat）といいます．**NNTはアウトカム1件を減らすために必要な治療人数**で，この数が小さいほど治療効果が大きいことになります．

> **例**
>
> コーヒー嗜好者が5年間で糖尿病を発症するリスク　：3％
> コーヒー非嗜好者が5年間で糖尿病を発症するリスク：5％
> 〈**絶対リスク差**〉5％－3％＝2％
> 　　→コーヒーを飲むと糖尿病発症リスクが2％減る
> 〈**NNT**〉1÷0.02＝50
> 　　→50人がコーヒー嗜好者になると1人糖尿病にならずにすむ

100　　スッキリわかる！臨床統計はじめの一歩　改訂版

治療効果の臨床的な大きさは比ではなく差（またはNNT）で評価します．結果を印象的にするために相対リスクしか明記しない臨床研究が多いので気をつけ，**相対的な指標と絶対的な指標の両方で評価しましょう**（図1）．同じ相対リスクでもNNTは対照群での発症リスクによって変わってきます．

❸ 相対リスクと絶対リスク差のどちらを使うといいか？

　　治療・予防効果の大きさは絶対リスク差（またはNNT）がよい指標になりますが，完全ではありません．例えば死亡率100％の疾患が新薬によって死亡率99％になった場合と5％が4％になった場合ではともに絶対リスク差は1％で数値上は同じです．しかし100％致死的な疾患が少しでも治癒する前者の方が同じ1％でも価値があるでしょう．後者の場合は治療してもしなくても95％は死亡しません．また，**疾患の種類によっても重みが変わってきます．まさに数値は臨床的枠組みの中で初めて意味をもつのです**（「五十歩百歩」では50歩の差は意味がなかったり，月面に降り立った「一歩」も個人と人類にとって意味が異なったりします）．

　　協働判断などの際の明解なコミュニケーションのためにはもとのデータを**図表を使って提示し，相対リスクの低下率と絶対リスク差を同時に補足すると効果的です**（図1）．

Advanced Level

1) コミュニケーションツールとしての統計

　　リスクは数値（確率）として伝えることができますが，伝える際に用いる指標（相対リスクvs絶対リスク差等）や表現法（数値vs図）によって受けとめ方やコミュニケーション効率が変わってきます[1) 2)]．一般に患者さんは図での説明を好みます[3)]．医療者–患者間の双方向のコミュニケーションを心がけ，より効果的な判断ができるようにしましょう．

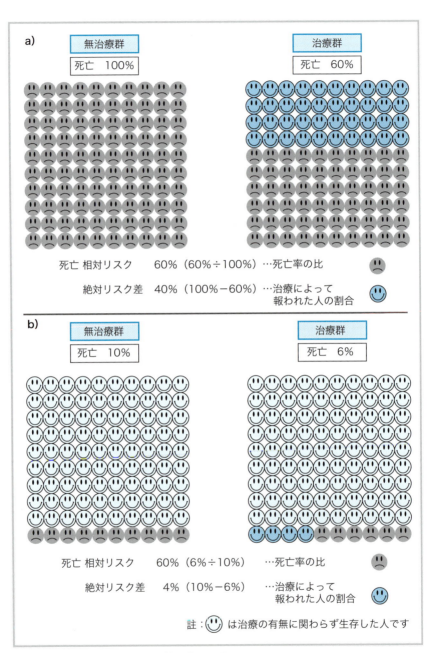

図1 相対リスクと絶対リスク差両方をみよう
同じ相対リスク（比）でも a）と b）では絶対リスク差は大きく違います．

2) 絶対リスク差, NNTのピットフォール

　絶対リスク差, NNTにもピットフォールがあります. それは, **対照群の発症率を誤認してしまう危険性が伴う**ことです. 絶対リスク差1％（NNT 100人）の場合, 100人治療すれば1人分の発症が減るわけですが, これは無治療では100人罹患するという意味では必ずしもありません（図2）. 新薬によって脳卒中の年間リスクが100％から99％に減っても, 5％から4％に減ってもNNTは100人です. 前者では全員罹患するところが1人救われるので臨床的意義は大きいと考えられます. 一方後者では無治療でも96％の人は脳卒中にならないわけですから, 前者よりは臨床的意義は小さいでしょう.

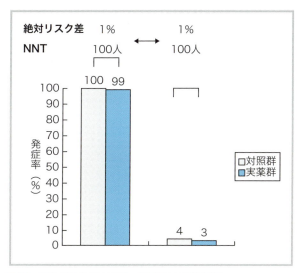

図2　同じ絶対リスク差, NNTでの発症率
同じ絶対リスク差, NNTでも対照群の発症率はさまざまです.

まとめ

❶ 相対リスクとは2群間の発症率の比（割り算）のことです

❷ 絶対リスク差とは2群間のリスクの差（引き算）のことです

❸ 同じ相対リスクでも絶対リスク差は大きく異なることがあります

❹ もとのデータを含めて両方とも同時に評価することが重要です

Evidence & Review

1）Edwards A, et al：Explaining risks：turning numerical data into meaningful pictures．BMJ, 324：827–830, 2002

2）Halvorsen PA, et al：Different ways to describe the benefits of risk–reducing treatments：a randomized trial．Ann Intern Med, 146：848–856, 2007

3）Goodyear–Smith F, et al：Patients prefer pictures to numbers to express cardiovascular benefit from treatment．Ann Fam Med, 6：213–217, 2008

第2章 エビデンスを読む

B 知っておきたい用語・解析法
6 検定の意義

▶ 研究結果（事実）を基に真の値の確率的判断を行うことです

難易度 ★★☆

Keyword ● 検定 ● 帰無仮説 ● p値 ● 信頼区間 ● 統計学的有意差 ● バイアス ● 多重性 ● αエラー ● βエラー

1 検定

推定と検定は標本についてではなく母集団（真実）に対する仮説の成立を調べる手法です（図1）．検定の前に仮説があるのであり，「まずは何でも検定する」という姿勢は本末転倒です．臨床研究の結果はバイアス（ずれ）と偶然性（ぶれ）によって左右されますが偶然性の影響による誤差（random error）は統計学上計算可能で，その評価も可能です．この統計学的検定により，**確率に基づく客観的判断が可能になります**．

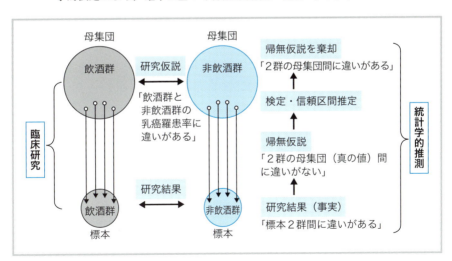

図1　臨床研究と統計学的推測の流れ
臨床研究は標本の分析で，検定は標本分析結果に基づいた母集団（真実）の推定値の評価です．

❷ 帰無仮説

　研究デザインにおいても検定においても，**まずは何を明らかにしたいかという仮説を立てる必要があります**．そうでないと非客観的になったりバイアスが入り込む余地が増えたりします．2群間の違いを証明する検定においては，「違いがある」ことは主観的で完全に実証することが困難なので，「違いがない」ことを仮定（帰無仮説）します．ただし，偶然性の影響は絶えず存在するので，「違いがない」ことも実は実証不可能です．そこで実際に出た違いが偶然性の影響で生じた（本来は違いがないのにたまたま違いが生じた）確率を計算し，**その確率が小さければ違いが偶然生じたとは考えにくいので，帰無仮説を棄却して有意差がある（確実に違いがある）と判定します**．

❸ 検定法（第2章B-7，p108参照）

　データの種類や分布型に応じて検定法は決まります．**研究を開始する前**にプロトコルに記載しておくことが必要です．

❹ 解釈

1) 統計学的有意差

　検定結果は確率（p値）や信頼区間で表され，これらの数値に基づいて判断をします．臨床的には信頼区間を使用する方が実用的です．

2) 臨床的意義

　ただし，**統計学的有意差があったとしても，それは臨床的重要性を保証するものではありません**．エンドポイントの臨床的意義を検討する必要があります．さらに患者さんの意向も組み入れることが必須であることは言うまでもありません．

3) 検定の限界

a. バイアス

　統計学的検定計算そのものの妥当性は確立されていますが，研究自体に

106　スッキリわかる！臨床統計はじめの一歩　改訂版

バイアスがあったのでは検定結果の妥当性は低下します.

b. 多重性

検定を重ねると偶然に有意差が出てくる可能性が高まりますので，その調整法も事前に決めておくことが重要です.

c. αエラー・βエラー

算出された確率が小さいからといって，偶然に起きた違いを有意な違いと判定してしまう（帰無仮説が正しいのに棄却してしまう）ことをαエラー（第1種過誤）といい，通常は有意水準として5％に予め設定します．一方，求めた確率が大きいからといって本来の違いを見逃してしまう（帰無仮説が誤っているのに採択してしまう）ことをβエラー（第2種過誤）といい通常は0.2に予め設定します（表1）．なお，[$1-\beta$エラー]を検出力といいます.

表1 αエラー・βエラー

		真の差	
		あり	なし
検定結果	有意差あり	正	αエラー
	有意差なし	βエラー	正

まとめ

❶ 偶然性による影響を考慮し，母集団の指定値の信頼性（再現性・確実性）を算出します

❷ 検定の限界についても認識しましょう

第2章　エビデンスを読む

B 知っておきたい用語・解析法

7　検定法

▶ データの種類・分布型・グループ数によって選択します

難易度 ★★★

Keyword　● 検定 ● 計量データ ● 順位データ ● 分類データ
● 正規分布 ● 相対リスク ● 相関係数 ● 感度 ● 特異度
● 尤度比 ● p値 ● 信頼区間

❶ 検定法を選ぶタイミング

　　実際に検定をするのはデータがすべて集まってからですが，有意差を出したいあまりに都合のいい検定法を選ぼうとしてしまうのが人間です．客観的な判断のためには，**データを集める前から検定法を選んでおかなければなりません**．

❷ 何を比べたいのか？

母集団の何の特徴を推測したいのかによって検定法が決まります．
● 要因（リスクファクター・治療など）の有無でのアウトカム比較→**1)**
● 複数項目の関連性（相関）→**2)**
● 検査の特性（感度・特異度・尤度比）→**3)**

1) データの比較

a. データの種類は？
● 計量データ：身長・血糖値など機器で計測
● 順位データ：癌の病期など大小関係や優劣はあるが差や比を計算できない
● 分類データ：男女比・発症率などの比・割合

108　スッキリわかる！臨床統計はじめの一歩　改訂版

表1　データの種類・分布・グループ数に応じた代表的検定法

データ	分布	比較	2群の比較	一対の比較	3群の比較
計量	正規分布	平均値	t検定	対応のあるt検定	ANOVA
計量	非正規分布	中央値	Mann-Whitney 検定（Wilcoxon の順位和検定）	Wilcoxon の符号付順位検定	Kruskal-Wallis 検定
順位	非正規分布	頻度・割合			
分類	非正規分布	頻度・割合・比	カイ2乗検定※	McNemar 検定	カイ2乗検定※

※注：頻度5以下がある場合はFisher直接検定を行います．
　　　生存曲線が描ける場合は，log-rank検定（時間経過を加味した検定）をします．ハザード比はCox比例ハザードモデルで算出・検定します．

b. 比較するデータの指標は？

- 計量データ：正規分布の場合，平均値

　　　　　　　非正規分布の場合，中央値
- 順位データ：頻度・割合
- 分類データ：頻度・割合・比

c. 比較するグループ数は？

同一グループ内での前後比較の場合を「一対の比較」といいます．

d. データの種類・分布・グループ数に応じた差や比の検定（表1）

● 計量データ（正規分布）

2群間のt検定は分散の度合いによってさらに2通りに分かれます．分散とは標準偏差の2乗で，データの散らばり幅の指標です．分散が等しいかどうかはF検定で判定します．

- 2群間の分散がほぼ等しい（F検定で$p \geqq 0.05$）　　　→等分散のt検定
- 2群間の分散が等しくない（F検定で$p < 0.05$未満）→非等分散のt検定

例

①地球温暖化の検証

気温は計量データなので正規分布であれば平均値を比較します．F検定の結果，2群の分散（標準偏差の2乗）は同等とみなせます．t検定（等分散）の結果，有意差があるとはいえません．

	データ	平均	F検定	t検定（等分散）
今週の気温（℃）	20 24 23 25 18 19 20	21.3	$p = 0.61$	$p = 0.73$
昨年同週の気温（℃）	18 26 19 24 22 19 17	20.7		

②降圧薬の効果

同一患者での治療前後の計量データ（正規分布）の比較なので, t検定（対応）をします. 治療後平均値は低下しており, $p < 0.05$なので有意差があります.

患者	収縮期血圧（mmHg）	
	治療前	治療後
A	158	140
B	142	112
C	168	130
D	148	156
E	153	139
F	149	123
G	166	140
H	155	148
I	152	151
J	148	140
K	160	158
L	157	162
平均	155	142

検定：対応のあるt検定$p = 0.01$

● 分類データ

データ入力上, 〔男＝0・女＝1〕など数値化することがありますが, 数値の意味はありませんので誤って計量データとして扱わないように気をつけましょう.

ある時点における累積発症率の比較時に用いる相対リスクを**リスク比**といい, **2群の比較ではカイ2乗（χ^2）検定**をします. アウトカム発生までの時間を解析するための手法がKaplan–Meier解析[1]で, **log-rank検定**をします. 時間ごとの経過の変化も計算加味できます. 単位時間当たりの相対リスクを**ハザード比**といいます. 生存率など時間的な発症率を検討したいときに用いる指標で, **Cox比例ハザードモデルで算出・検定**します.

110　スッキリわかる！臨床統計はじめの一歩　改訂版

例 カイ2乗（χ^2）検定

【データ】

- 治療群の発症率　134人中38人（28.3%）
- 対照群の発症率　123人中56人（45.5%）

【検定】

- 検定計算時には発症率（%）ではなく，実際の頻度（青枠内）を統計ソフトに入力して検定させます．

【結果】

	発症あり	発症なし	計
治療群	38	96	134
対照群	56	67	123
計	94	163	257

- 相対リスク　28.3% ÷ 45.5% = 0.62［信頼区間0.45〜0.86］
- p値　　　　0.004

【解釈】

p値 < 0.05なので治療により相対リスクは62%に有意に低下したといえます．

分類データの検定にはカイ2乗検定を使用します

● 計量データ（非正規分布），順位データ

順位データではカテゴリーごとの頻度の比較をします．また，正規分布でない計量データは順位データとして扱い中央値を比較します．

2) 相関

① データの種類と分布を確かめます．

② 適切な検定法で相関係数とそのp値を出します．2群とも正規分布の計量データのときだけPearson（ピアソン），その他の場合Spearman（スピアマン）の相関係数を用います（表2，例）．

表2 相関の検定法

データの種類	計量（正規分布）	計量（非正規分布）	分類（非正規分布）	順位（非正規分布）
計量（正規分布）	Pearson			
計量（非正規分布）		Spearman		
分類（非正規分布）				
順位（非正規分布）				

例 データの種類と用いる検定法

体重と血糖

血圧：計量データ（正規分布）
血糖：計量データ（正規分布）　　Pearson

体重と中性脂肪

体重：計量データ（正規分布）
中性脂肪：計量データ（非正規分布）　　Spearman

肺癌病期と静脈酸素飽和度

肺癌病期：順位データ
静脈酸素飽和度：計量データ（正規分布）　　Spearman

飲酒量と心筋梗塞発症率

飲酒量：計量データ（非正規分布）
心筋梗塞発症率：分類データ　　Spearman

③散布図で分布と相関性を視覚化しましょう．

- 強い相関：近似直線（点線）にデータが近寄っています（図1）．
- 弱い相関：近似直線にあまり近寄っていません（図2）．

④あるアウトカムに対して2つ以上の因子との相関を分析する場合は**重回帰分析**をします．アウトカムと各因子の相関係数が算出でき，さらに各係数の検定も可能です．交絡因子が存在するとき，その影響の評価をしたり計算によって交絡因子を調整補正したりするのに役立ちます．

⑤*p*値は相関係数の不確かさ（たまたま「カンケイあり」と出た確率）を示し，**相関の強さではありません**．相関の強さは寄与率（相関係数の2乗：R^2）で表されます．

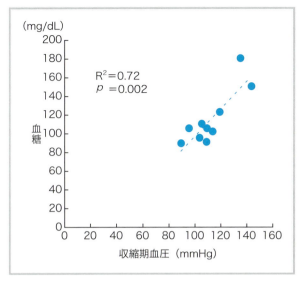

図1 強い相関

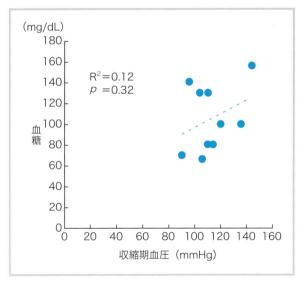

図2 弱い相関

3) 検査の特性（感度・特異度・尤度比）

検査の特性に関しては，通常検定は行わず**信頼区間を重視**します．信頼区間は，各指標の誤差範囲です．この**範囲が狭いほどぶれが少ないので精度が高くなります**（第2章B-10，p127参照）．

尤度比で感度・特異度を一括して信頼性を評価するのが簡便です（第2章D-1，p149参照）．尤度比の信頼区間が1.0をまたいでいたら診断価値があるとはいえません．**尤度比が1.0というのは識別力が全くない**検査です．

例 ある腫瘍マーカーによる大腸癌の発見

感度0.8，特異度0.67の場合，尤度比は $\dfrac{感度}{1-特異度} = \dfrac{0.8}{1-0.67} = 2.4$

信頼区間を計算すると［0.8〜4.8］となります（図3Ⓐ）．この場合，信頼区間が1.0をまたいでいるので大腸癌発見の検査としては診断価値があるとはいえません．もし信頼区間が［1.7〜3.2］であれば1.0をまたいでいないので診断価値があることになります（図3Ⓑ）．

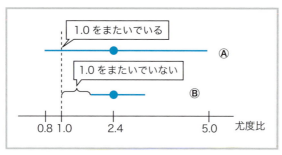

図3 尤度比と信頼区間

Advanced Level

1) ANOVA

3群以上の平均値の差を検定する場合は2群ずつt検定するのではなく，すべてをANOVAという検定法で一括検定します．検定を数多く実行すること（多重性）により偶然に有意性が出てしまう危険性を回避するためです．個別に検定を複数実行する場合は，多重性の調整（Bonferroni調整など）をすることが必要です．

2) 調整（補正）

グループ間で交絡因子（年齢や男女比など）がある時は **ANCOVA** という検定法で調整検定します（コンピュータが年齢や男女比などを計算でそろえてくれます）.

3) ノンパラメトリック検定

正規分布の計量データを比較する検定法（t検定, ANOVA）以外の比較検定法をノンパラメトリック検定といいます. 応用性がありますが精度が低下します.

4) はずれ値

想定していた分布からかなりずれた値（はずれ値）があると, 解析に誤差が生じたり研究の質の管理を問われたりします. まずはデータの種類・分布が想定とずれていないか, 研究手段や記入にミスがないかを見直しましょう.

a. はずれ値かどうか

はずれ値の定義は主観的ですが, 正規分布であると仮定して平均値からどのくらい離れているかで判定する方法があります. はずれ値を解析から除外する場合はその根拠を慎重に審議して記載しますが, 恣意的なのでお勧めできません.

b. 対数変換

対数をとると正規分布になることもありますので, 除外する前に対数変換後の分布も検討しましょう.

c. 中央値

対数でも正規分布にならない場合は元データの中央値をノンパラメトリック検定で解析します.

5) 欠損データ

欠損データがあるとせっかくのランダム化比較試験でも妥当性と信頼性が低下します. また, 研究自体の質やその管理を問われることにもなります. そのため, 解析時に欠損データにどう対処するかを事前に取り決めてプロトコールに明記しておきます. また, 欠損データ（ドロップアウトを

含めて）がどのくらい出るかを見込んで，対象者数を設定しておくことも大切です．欠損データがある場合は，その対象者を除外した場合と最悪シナリオ（アウトカムを死亡とみなす，など）の場合の両方を比較評価したりします．

まとめ

❶ 研究開始前に，あらかじめ検定法を決めておく必要があります

❷ データの種類と分布のしかたによって検定法を選びます

例

a) 脂肪摂取量（4段階）の各段階群で平均年齢に差がない：分散分析法（ANOVA）

b) 脂肪摂取量（4段階）の各段階群でビタミン剤服用率に差がない：カイ2乗検定

c) 低脂肪摂取群と高脂肪摂取群では平均体重に差がない：t検定

Evidence & Review

1）「日常診療にすぐに使える臨床統計学 改訂版」（能登 洋/著），羊土社，2010

第2章　エビデンスを読む

B 知っておきたい用語・解析法

8　統計学的有意差

▶ 違いが確実であることです

難易度 ★ ☆ ☆

Keyword ● 統計学的有意差　● p値　● 信頼区間

❶ 見かけ上の違いは本物か？ 偶然か？

　　硬貨を100回投げた場合，表の出る確率は理論上は50回であっても実際には37回であったり65回であったりしてばらつきます．これを偶然性の影響といいます．限られた数の対象者を扱う臨床研究でも同様で，結果は研究を繰り返すとばらつき，偶然の産物として違いが出ることがあります．

　　偶然性による不確かさを超え，**統計学的に比や差に確実に違いがあることを有意差があるといいます**（硬貨の例では表のほうが裏よりも出る確率が確実に高いこと）．通常の臨床ではp値が5％未満であれば偶然性の影響による可能性・誤差は問題にならないほど小さく，有意差があると判断します．逆に，5％以上であれば有意差があるとは言えないことになります．この基準値を**有意水準**といいます．p値を端的に「推定結果がウソである確率」と表現するなら，有意差は「まずウソではない違い」「ほぼ信頼できる違い」といえます．

　　なお，2群間の差の95％信頼区間が0（発症率の比なら1.0）をまたいでいなければ有意差があり（$p < 0.05$），またいでいたら有意差があるとはいえません（$p \geq 0.05$）．

❷ 有意差があるとは言えない≠差がない

　　$p \geq 0.05$の場合は，「有意差があるとは言えない」だけであり，「有意差がない」と断言はできません．「差が確実であることが証明されなかった」ことであり，「差がないことが証明された」ことではないので気をつけましょう．

117

❸ 違いは臨床的に重要か？

　ただし，この有意差はあくまで統計学的確率に基づいた判断であり，実際の臨床の場では臨床的意義（効果の絶対差）も考慮して判断する必要があります（図1）．また，p値が小さければ違いが大きい（臨床的意義が大きい）わけではありません．違いがあることの確実性（再現性・信頼性）が高まるだけです．

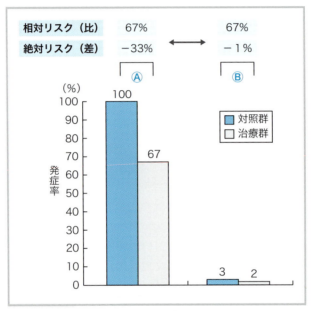

図1　相対リスクのトリックに注意
相対リスクが67％というのは，Ⓐのように100人治療して33人報われるということでは必ずしもありません．Ⓑのように1人しか報われないこともあります

Advanced Level

●優越性試験（superiority trial）と非劣性試験（noninferiority trial）の違い（表1）

　近年増加してきている非劣性試験は「同等かそれ以上の有効性」を実証する研究です．非劣性試験は，「優越性試験において $p \geq 0.05$ である」とい

表1 **優越性試験と非劣性試験の特徴**

試験の種類	限界	判定基準	判定	誤った解釈
優越性試験	同等性を証明できない	信頼区間が判定ラインをまたがない，$p < 0.05$	有意差あり	臨床的意義がある
		信頼区間が判定ラインをまたぐ，$p \geqq 0.05$	有意差があるとはいえない	非劣性である，同等である，有意差「なし」
非劣性試験	優劣を証明できない，同等性を証明できない	信頼区間が判定ラインをまたがない，$p < 0.05$	非劣性（同等かそれ以上）である	同等である
		信頼区間が判定ラインをまたぐ，$p \geqq 0.05$	非劣性であるとはいえない	劣性である

う意味では**ありません．非劣性試験は，優越性試験とは仮説・評価法が最初から異なります**．

　優越性試験は優劣を判定することができますが，同等性を立証することはできません．$p \geqq 0.05$ というだけでは差がなかった（同等だった）のかサンプルサイズ不足で検出力がなかったのか，どちらかわかりません．一方，非劣性試験では優劣や同等性を検証・区別することはできません．使用目的が最初から違うのです．

a. 優越性試験

　実薬と対照群（プラセボや無治療や他の薬物）を比較する標準的な臨床研究で，実薬が有効性に関して優れている（相対リスク＜1.0　または　絶対リスク差＜0）という仮説を立てて研究を組み検証しますが，**検定においては「効果がない」（相対リスク＝1.0または　絶対リスク差＝0）という帰無仮説を否定する（二重否定）形で優越性を確率的に立証します**．判定は「$p < 0.05$：有意差あり＝優劣あり」，「$p \geqq 0.05$：有意差があるとはいえない＝判定保留」の二通りです．なお，信頼区間を用いて判定する際は，95％信頼区間が判定ライン（相対リスクの場合は1.0，絶対リスク差の場合は0）をまたいでいなければ「有意差あり＝優劣あり：$p < 0.05$」またいでいれば「有意差があるとはいえない＝判定保留：$p \geqq 0.05$」となります．

b. 非劣性試験[1)2)]

プラセボや無治療が非倫理的な場合や有効性が実証されている他剤と新薬の比較をするときに用いる研究法です．「新薬はプラセボより劣ってはいない」というように，同等以上の有効性（相対リスク≦1.0）を立証する方法です．研究者としては本心は新薬は古株の薬より優れていると言いたいところでしょうが，新薬は確立したエビデンスが少ないので強いことは言いにくいためこのような立証法をとります．許容範囲の境界線（マージン）を研究開始前に設定し，信頼区間がその線をまたいでいなければ「劣ってはいない（同等かそれ以上）」と評価します（図2）．マージンの設定法はガイドラインなどで統計学的に推奨されていますが，その値に**臨床的意義や現実性があるとは限りませんし恣意性の点で恣意的になる可能性がある**ので要注意です．**非劣性が立証された場合，予めプロトコルに記載されていれば優越性の検証を続けて行うことができます**．検定は両側検定・片側検定いずれでも構いませんが，優越性検証を続けて行うために両側検定が頻用されます．データ分析に際してはまずITT解析（Intention-To-Treat解析，第2章B-11, p131参照）を行いますが，アドヒアランスが低い場

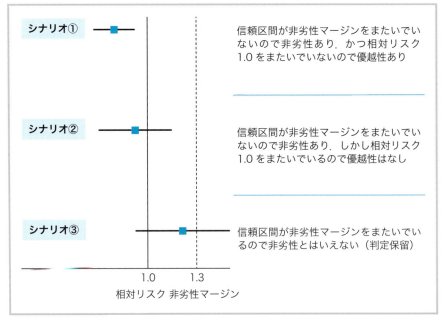

図2　非劣性試験の結果の解釈

合は両群の効果は同様に低下する可能性があるため，on-treatment（per protocol）解析も同時に行うことが重要です．

まとめ

❶ 統計学的有意差とは確率的に確実な違いのことです
❷ 研究結果は偶然性の影響でばらつきます
❸ 統計学的に有意な違いがあっても臨床的に意義があるとは限りません

Evidence & Review

1) Mulla SM, et al : How to use a noninferiority trial : users' guides to the medical literature. JAMA, 308 : 2605-2611, 2012

2) Piaggio G, et al : Reporting of noninferiority and equivalence randomized trials : extension of the CONSORT 2010 statement. JAMA, 308 : 2594-2604, 2012

第2章　エビデンスを読む

B 知っておきたい用語・解析法

9 *p*値

▶ 結果が偶然の産物である確率です

難易度 ★ ★ ★

Keyword ● *p*値 ● 統計学的有意差 ● 検定

❶ 違いとは

1) 違いの判断基準

数字は一見客観性を帯びていますが，**人間は都合のいいように解釈したり主観的に解釈したりします**.

> **例**
> ● 「五十歩百歩」：50歩も差があるのに，逃げたという意味では本質的に差がありません.
> ● 「一日の長」，「一事が万事」：上記の例では50の差は意味ないととらえる一方で，これらのことわざのように1の差が多大な意味をもつこともあります.
> ● 「朝三暮四」：実際には違いがないのに気がつかないことです.
> ● 「二度あることは三度ある」，「三度目の正直」：互いに矛盾しています.

そのため，「違いがある」という仮説を立てて検証しようとしても，どのくらいの数値差を真実の差と呼ぶのか仮定するのは主観的で困難です．一方，「違いが0である」ことは誰にでも同じで客観的なので，「違いがない」こと（帰無仮説）を否定する方が簡単です.

2) 偶然性によるゆらぎ

サイコロを6回投げると，理論的には1の目は1回出るはずですが，1回も出なかったり3回も出たりして出る回数がばらつくのは経験上ご存知でしょう．これは**偶然性の影響によるもの**です．同様に，限られた対象者数

122　スッキリわかる！臨床統計はじめの一歩　改訂版

を扱う臨床研究でも繰り返すと結果がばらつき，偶然の産物で違いが出る可能性があります．

❷ p 値

1) p 値とは

研究では検定という手法を使って，本来は違いがないのに，**偶然性の影響だけで違いが出た確率（不確かさ）を p 値**としてはじき出し，統計学的判断をします（図1）．端的に表現すると，p 値とは違いがあるという推定結果がウソ（たまたま，まぐれ）である可能性です．p 値は危険率ともいいますが，そのウソを信じてしまう（まさに危険です）確率のことです．

> **例**
> 脳梗塞予防に関するアスピリンとプラセボを使用したランダム化比較試験で，アスピリン服用者での発症率は33％，プラセボ服用者での発症率は39％（$p = 0.31$）でした．
> ※解釈…この違いが偶然的誤差だけで生じた確率は5％（0.05）より大きいので有意差がある（確実にリスクが低下する）とはいえない

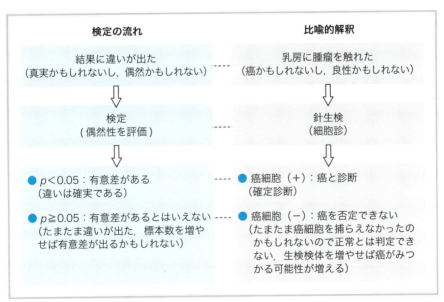

図1 検定の流れとその比喩

ウソ（意識的であれ無意識的であれ）の危険性が小さければ，信頼できることになります．通常，$p < 0.05$（5％未満）であれば「確実な違い」があり，「有意差がある」と解釈します（図2）．

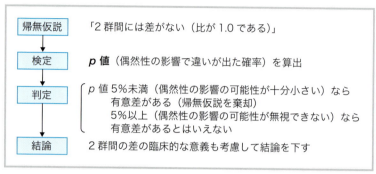

図2　p 値による有意差検定の流れ

2) p 値のピットフォール

① ［誤］$p \geq 0.05$ なら「有意差がない」
　※［正］：有意差があることが実証されなかっただけであり，その検定結果だけで真に違いがないことが結論づけられたわけではありません．違いが示唆されたと解釈します．
　「有意差なし＝同じ」，「有意差なし＝非劣性」ではありません．

② ［誤］p 値が小さいほど効果の違いが大きい
　※［正］：p 値が小さいほど「違いがあること」がより確実ということであり，効果の程度は2群間の値の差（または比）で示されます．また，同じ効果の程度でもサンプルサイズが大きければ p 値は小さくなります．

③ ［誤］$p < 0.05$ なら臨床的にも意義がある
　※［正］：p 値は単に仮説検証の指標であり，必ずしも臨床的意義を表すわけではありません．数値は臨床的枠組みの中ではじめて意味をもちます．

Advanced Level

1) 事実 vs 真実（普遍）

　　統計学的検定ではまず「2群には違いがない（差が0である，または比が1である）」という検定上の仮説（帰無仮説）を立て，その仮説が正しい確率をばらつきをもとに計算（検定）します．検定で得られた確率が，「2群間には本来は違いがない」（たまたま2群間に違いが出た）確率です．p値が小さいほど偶然違いが出たとは考えにくいので，違いがあることが確実になります．

　　できれば「違いがある」ことを直接実証したいのですが，前述のように「違いがある」ことは定義が困難です．一方，「違いがない」ことは絶対的・客観的です．そこで客観性を重視する検定では検証しやすいように「違いがない」という検定上の仮説から始めます．そのため「違いがないことを棄却（否定）する」という二重否定の判断様式になってしまうのです．なお，危険率とは，帰無仮説を誤って棄却してしまう危険性のことです．

2) p 値の基準

　　偶然性の影響のために，100％確実な推定は不可能です．統計学の世界では偶然性による許容誤差範囲として5％未満を基準とするのがコンセンサスです．日常の世界では，確実性（または希少性）の基準は主観的・感覚的な判断によるのできりがありません．

> **例** 確実性・希少性の感覚的判断
>
> 「十中八九」，「九死に一生を得る」，「千載一遇」.

3) 統計学と人間性

　　科学では「二元論」に基づいた論理的思考が重要とされます．臨床医療も同様で，「確実⇔不確実」・「偶然⇔必然」のバランスをとる必要があります．二元論ではとかく優劣をつけがちで，$p = 0.05$を境に「有意差あり⇔なし」の白黒判定に飛びつきやすくなってしまいます．しかも$p = 0.05$という数値はコンセンサスとはいうものの所詮恣意的なので一層注意が必要です．

　　一方，古代中国の思想である「陰陽」は同じ二元論でも優劣をつけるものではありません．EBMでp値より信頼区間を多用するのは，臨床上はむ

第2章 B 知っておきたい用語・解析法

しろこの陰陽二元論の発想に似ています．さらに統括的医療である**EBM**では人間性を加味し，「**全体観**」も**重視します**．統計学と人間性を同時に取り扱うEBMでは世界的な視野が大切です．

まとめ

❶ p 値は違いがあるという結論がウソである危険性です

❷ p 値は確実性を客観的に評価するのに役立ちます

❸ 統計学的に有意な違いがあっても臨床的に意義があるとは限りません

第2章 エビデンスを読む

B 知っておきたい用語・解析法
10 信頼区間

▶真の値の推定誤差範囲です

難易度 ★★★

Keyword ● *p*値 ● 信頼区間 ● 統計学的有意差

❶ ウソと信頼のかけ引き

　サイコロを60回転がした場合，同じ面の出る回数は理論上10回（60×1/6）であっても実際には8回であったり15回であったりしてばらつきます．これを偶然性の影響といいます．限られた数の対象者を扱う臨床研究でも同様で，結果は研究を繰り返すとゆらぎます．研究結果をもとに真の値を推定（点推定）するのですが，結果がばらつけば推定値も同時にばらつきます．このばらつき幅を信頼区間（Confidence Interval：CI）とよび，**データ解析の精度（推定値のぶれ幅）の指標**で表します（図1，2）．信頼区間の幅が狭いほど再現性・精度が高くなります．信頼区間を使った検定手順は*p*値の場合と同じです（図3）．

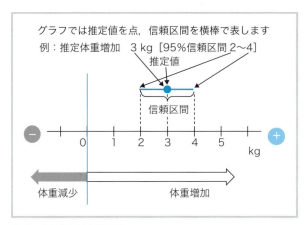

図1　信頼区間の読み方

127

1)「差」の信頼区間

新薬Aにより貧血患者のヘモグロビンが2g/dL［95％信頼区間 1.2～2.8, $p<0.05$］増加し，新薬Bでは1g/dL［95％信頼区間 −0.2～2.2, $p≧0.05$］増加しました

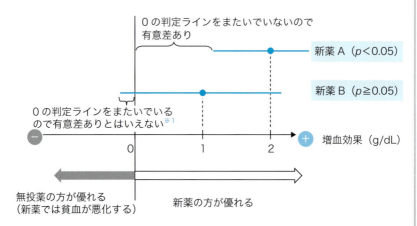

※1：0の判定ラインをまたいでいると，新薬Bで貧血が悪化する可能性もあるからです

2)「比」の信頼区間

研究1ではアスピリンの投薬により脳梗塞発症が80％［95％信頼区間 70～88, $p<0.05$］，研究2では80％［95％信頼区間 50～106, $p≧0.05$］に減少しました

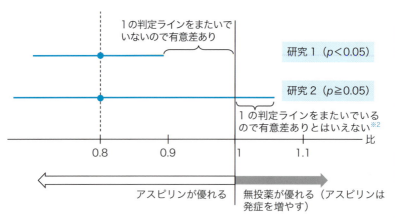

※2：1の判定ラインをまたいでいると，アスピリンによって発症が増加する可能性もあるからです

図2　信頼区間と統計学的有意差

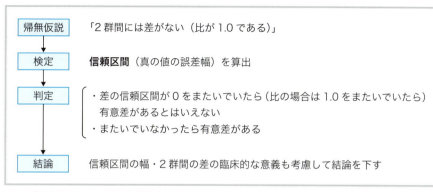

図3 信頼区間による有意差検定の流れ

> **例**
>
> ニュージーランドと日本の患者のコレステロール値を測定したところ、以下の結果になりました。この結果から推定される2国民間の平均値の差は20 mg/dLで95％信頼区間は［7.2〜32.8］です。
>
> | 国 | 対象者数 | 平均値（mg/dL） | 標準偏差（mg/dL） |
> |---|---|---|---|
> | ニュージーランド | 100 | 216 | 48 |
> | 日本 | 150 | 196 | 52 |
>
> ※解釈…ニュージーランド国民よりも日本国民のほうがコレステロール値が有意に低値である

2 臨床上の有用性

　p値、信頼区間のどちらを用いても構いませんが、信頼区間を用いると治療効果の大きさ（リスク低下）と研究の信頼性（再現性・確実性の程度）が同時にわかります。また、臨床判断は$p = 0.05$を境に白黒をつけるようなものではないので、p値よりも**信頼区間を用いてゆらぎ幅を含めて判断を下す方が不確かさの伴う臨床には適しています**。さらに、信頼区間の幅があまりにも広い場合には再現性に乏しかったり検定法選択が誤っていたりする可能性が示唆されます。

　近年の臨床研究報告では信頼区間とp値の両者が併記されていることが多くなっています（図4）。

	食事療法 単独群 (3,966 例)	食事療法＋ プラバスタチン 併用群 (3,866 例)	相対リスク	95% 信頼区間	p 値	食事療法＋ プラバスタチン 併用群優位	食事療法 単独群優位
一次エンドポイント	イベント発症率 (/1,000 人・年)						
冠動脈疾患	101 (5.0)	66 (3.3)	0.67	0.49〜0.91	0.01		
心筋梗塞	33 (1.6)	17 (0.9)	0.52	0.29〜0.94	0.03		
心臓死 / 突然死	10 (0.5)	5 (0.2)	0.51	0.18〜1.50	0.21		
狭心症	57 (2.8)	46 (2.3)	0.83	0.56〜1.23	0.35		
冠動脈血行再建術	66 (3.2)	39 (2.0)	0.60	0.41〜0.89	0.01		

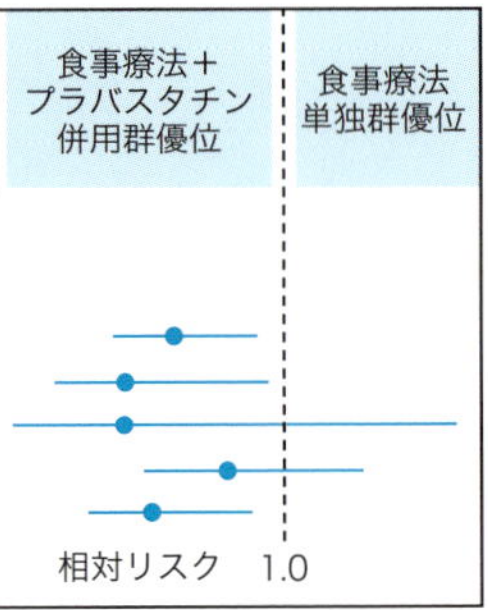

相対リスク　1.0

図4　信頼区間と p 値の表記例

〈出典〉Nakamura H, et al：Primary prevention of cardiovascular disease with pravastatin in Japan (MEGA Study)：a prospective randomised controlled trial．Lancet, 368：1155–1163, 2006，Figure 2 より一部引用

Advanced Level

信頼区間は**標準誤差**（標準偏差ではありません）をもとに算出します[1].

まとめ

❶ 信頼区間はデータ解析の精度（推定値のぶれ幅）の指標です
❷ EBMでは信頼区間のほうが p 値よりも臨床上有用です

Evidence & Review

1)「日常診療にすぐに使える臨床統計学 改訂版」（能登 洋／著），p153，羊土社，2010

130　スッキリわかる！臨床統計はじめの一歩　改訂版

第2章 エビデンスを読む

B 知っておきたい用語・解析法

11 ITT (Intention-To-Treat) 解析

▶途中で治療を中止した人や治療変更した人も最初の治療群員として解析する方法です

難易度 ★★★

Keyword ● ITT解析 ● ランダム化比較試験 ● バイアス ● on-treatment解析

❶「治療」効果 vs「薬」効

　臨床試験を開始すると途中で副作用出現や症状悪化などで治験を中止したり治療内容を変更したりする患者が出てきます．**ITT (Intention-To-Treat) 解析**は，初期治療方針・意図に基づく解析で，**途中で治療を中止した人や治療変更した人も最初の割り付け内容を受けた人として解析する方法です**（図1）．薬効そのものを評価するには服薬100%の人だけを解析（on-treatment解析またはper protocol解析）すればいいのですが，どんなに薬効が優れている薬剤であっても副作用が強すぎたり飲み忘れたりして服用が継続できないのでは実際の臨床的効果・価値は減少してしまいます．それに対し，**ITT解析では現実の治療（処方する行為）の有効性が反映されます**．臨床試験の目的は薬効の評価ではなく，社会的・現実的な存在としての薬の有用性です．

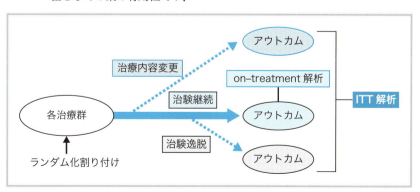

図1　Intention-To-Treat (ITT) 解析とon-treatment解析

❷ ランダム化の維持

　　ランダム化比較試験の途中で治療を中止したり治療内容を変更したりする参加者が出てくると，ランダムに均等に割り付けた患者層も試験終了時には2群間に不均衡が生じることもあり，最後まで治療継続した人だけを解析するとバイアスが生じてしまう危険性があります．

　　ITT解析では最終治療の内容や継続にかかわらず研究開始時の治療法割り付けに従って**ランダム化を維持して解析する**ので，**症例減少バイアスを最小限にすることができます**．

❸ ドロップアウト（追跡不能者）の取り扱い

　　データ収集後の解析時にドロップアウトの取り扱い方を決めたのでは，恣意的情報操作によりバイアスが増えます．そのため**あらかじめドロップアウトを発症者とみなすか，解析対象から除外するのかなどを決定しておき，少しでもバイアスを減らすことが重要**です．

　　また，ドロップアウトの理由も検証する必要があります．

- 研究参加者の希望・引越し・不慮の事故などはやむを得ないでしょう
- 研究者の管理不全・研究計画不備があれば，研究として妥当性が低いだけでなく倫理的にも問題があります
- 副作用・有害事象のためにドロップアウトが多いのなら治療意義は疑問です

Advanced Level

- 治療の効果（effect）を表す用語として有効性（effectiveness）と効能（efficacy）があります．有効性はITT解析の結果で効能はon–treatment解析の結果に該当します．日本語でも英語でも紛らわしいので気をつけましょう．
- ドロップアウトの扱いをどうするかは**データを集め始める前**にプロトコルに決めておきます．ドロップアウトのデータを除外したりしてITT解析することを修正（modified）ITT解析といいます．また，試験薬の投与を一度も受けなかった人や評価指標データが1つも得られなかった人を除外して解析することをFAS（Full Analysis Set）解析といいます．ド

132　スッキリわかる！臨床統計はじめの一歩　改訂版

ロップアウトをすべてアウトカム発症者とみなすことをworst caseシナリオといいます.

まとめ

❶ ITT解析とは途中で治療を中止した人や治療変更した人も最初の割り付け内容に従って解析する方法です

❷ ITT解析により，現実に即した治療効果判定ができます

❸ ITT解析は症例減少バイアスを排除するのにも役立ちます

第2章 エビデンスを読む

B 知っておきたい用語・解析法

12 サブグループ解析

▶ エンドポイントの細分化です

難易度 ★★★

Keyword ● エンドポイント ● サブグループ解析 ● 一次エンドポイント
● 二次エンドポイント ● バイアス ● 信頼性

❶ サブグループ解析

　一次エンドポイントを男女別，年齢別，既往歴別などで細分して追加評価し，**一般化の可能性を検討する**ことです．細分化された各層をサブグループといいます．二次エンドポイントと同様に通常は各サブグループで効果を検証するようには設計されていないため，**バイアスや偶然性による誤差が大きくなるので割り引いて評価します**．さらに，検定を数多く実行すること（多重性）により偶然に有意差が出てしまうことがあるため信頼性も低下します．

❷ サブグループ解析の目的

● 一次エンドポイントで有意差を認めた場合，どのサブグループにも普遍的にその効果があるかをみて一般性・普遍性の検討をします．
● 特定のサブグループ（男性など）で統計学的に有意かをみるのが目的ではありません．
● サブグループ間の効果の大きさの違い（男女差など）をみるためでもありません．

❸ サブグループ解析の解釈

● 一次エンドポイントで有意差あり ⇒ サブグループ解析の妥当性は比較的

134　スッキリわかる！臨床統計はじめの一歩　改訂版

高い

● 一次エンドポイントで有意差なし ⇒ サブグループ解析結果は仮説の提唱・探究にすぎない

> **例** プラバスタチンによる冠動脈疾患発症相対リスク（一次エンドポイント有意差あり）のサブグループ解析

サブグループ	相対リスク (95%信頼区間)	食事療法＋プラバスタチン併用群優位	食事療法単独群優位	交互作用に対するp値
性別 男性 　　 女性	0.63（0.42〜0.95） 0.71（0.44〜1.14）	相対リスク　1.0		0.71

〈出典〉Nakamura H, et al：Primary prevention of cardiovascular disease with pravastatin in Japan (MEGA Study)：a prospective randomised controlled trial. Lancet, 368：1155-1163, 2006, Figure 4 より一部引用

【判読】

男女とも相対リスクは1.0未満で，プラバスタチン併用により男女問わず発症リスクが低下した．

【解釈】

○ 男女とも効きそうだ．全体として効いた結果は，男女ともそれぞれにも一般化できそうだ．
（サブグループ解析では信頼区間やp値は気にしなくてかまいません．また，割り引いて評価します）

× 男性では有意差があるので有効だが女性には投与しても意味がない．
（サブグループごとの有意差をみることが目的ではありません）

× 男女間で効果の大きさの違いは認めない（交互作用$p = 0.71$）．
（サブグループ間での効果の大きさの違いを検証する目的ではありません）

ただし，以下の条件を満たす場合は有意とみなします．

● 医学的に意味をなす

● 臨床的かつ統計学的に有意な違いがある

　▶ 後付け解析でなく，研究開始前にサブグループ解析が計画されていた

● サブグループ解析数は多くない

● 別の研究で裏付けられている

まとめ

❶ 臨床研究は一次エンドポイントを検証する目的で制作されています

❷ 検証できる項目は1つです．欲張ってはいけません

❸ サブグループ解析は一次エンドポイントを細分化して中味をみるものです

❹ サブグループ解析は二次エンドポイント同様にオマケです．過大評価しないよう気をつけましょう

第2章　エビデンスを読む

C 相関

1　相関係数

▶ 2種のデータ間の関連性の強さを表す指標です

難易度 ★★★

Keyword ● 相関 ● 回帰 ● 因果関係 ● 相関係数 ● 寄与率
　　　　　● 交絡因子

❶ 相関と回帰

　　相関とは2つの項目間の関連性の強さを表す指標です．例えば飲酒量と心疾患発症率の間に区別をつけずに**対等に評価する見方を相関**といいます．飲酒をリスクファクター（または病因）とし，心疾患をアウトカムと仮定して**方向性をつけて評価する見方を回帰**といいます（表1）．

表1　相関と回帰

● 相関：飲酒	⇔	心疾患（対等関係）	
● 回帰：飲酒（リスクファクター）	⇒	心疾患（アウトカム）	

　　2項目のデータをグラフ上にプロットしたものを**散布図**といいます．散布図上2項目間に直線関係に近い関係があるとき「相関関係がある」といい，その直線を回帰直線といいます．回帰直線が右上がりなら**正の相関**，右下がりなら**負の相関**といいます（図1）．

❷ 相関係数

　　相関係数（Rまたはrで表記）は**両者の関連性の強さを表す指標**で，相関係数の2乗を**寄与率**（R^2）といいます．相関係数は−1から＋1の値（寄与率は0から1の値）をとり，0であれば相関がなく−1または＋1に近づく（寄与率が1に近づく）につれ関連性が高いことを意味します（図1）．

137

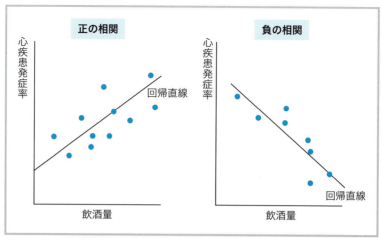

図1 散布図
直線上に点が並ぶと相関係数は「1」「-1」で大変強い相関となり，直線から点が離れて分布するほど相関は低くなります．

通常は相関性の高さは寄与率で評価し，0.5以上なら強い相関性があると概評します．

❸ 検定

検定によって相関係数のp値や信頼区間が算出できます．しかしp値は相関係数の不確かさ（たまたま「カンケイあり」と出た確率）を表すものであり，**相関の強さの指標ではありません．相関の強さは寄与率で表されます**．$p < 0.05$であっても相関係数が0.1（寄与率0.01）なら相関性はほとんどないことが確実です（表2）．

表2 寄与率・p値とその考え方

寄与率（R^2）	p値	評価
大（1〜0.5）	<0.05	確実に関連性が高い
大（1〜0.5）	≧0.05	関連性が高そうだが不確かである
小（<0.5）	<0.05	確実に関連性が低い
小（<0.5）	≧0.05	関連性がなさそうだが不確かである

❹ 因果関係

相関関係にある（関連性がある）からといって必ずしも直接の因果関係にあるとは限りません．

①相関関係はあくまで関連性です．飲酒量と心疾患死亡率が負の相関関係（図2）にあったとしても，飲酒量が多い結果心疾患の発症が抑制されたのか，すでに心疾患を起こした人が節酒をするようになっただけなのか因果関係は不明です．

②交絡因子：多飲酒者には若年者が多いために心疾患の発症率が低い可能性もあります．表面化に隠れているこのような因子（この例では年齢）を交絡因子といいます．**交絡因子が存在すると飲酒の影響をみているのか交絡因子の影響をみているのかわからず**，客観的な結論が出せません．

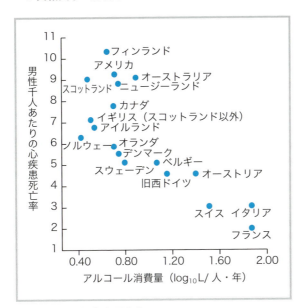

図2　飲酒と心疾患死亡率

〈出典〉St Leger AS, et al：Factors associated with cardiac mortality in developed countries with particular reference to the consumption of wine. Lancet, 1：1017-1020, 1979 より引用

Advanced Level

1) 重回帰分析

あるアウトカムに対して2つ以上のリスクファクターとの回帰を同時分析する方法を重回帰分析といいます．**各因子の寄与率の評価をしたり交絡因子を調整（補正）したりするのに役立ちます．**

例えば糖尿病では高血圧を合併する（高血圧が交絡因子になる）ことが多いため，重回帰分析すると係数（重み）が変わってきます（表3）．

表3　回帰分析と重回帰分析

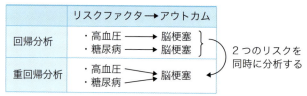

2) 回帰法

前述のように直線で回帰分析する方法を直線回帰といいます．2次曲線などの曲線で回帰分析することもあります．死亡 vs 生存のように0か1で置き換えられる分類データについては，オッズの自然対数をとって連続データに変換してモデル化（ロジスティック回帰モデル）して回帰分析します．

まとめ

❶ 相関の強さは相関係数の2乗（寄与率）で表されます
❷ p 値は相関係数の不確かさであり，相関の強さではありません

第2章　エビデンスを読む

C 相関

2 リスクファクター

▶ 疾患の発生と関連ある予測因子のことです

難易度 ★ ★ ★

Keyword ● リスク ● リスクファクター ● 予後因子 ● 交絡因子
● 因果関係

❶ リスク

1) リスク

　ある素因をもつ人に特定の疾患・症状が発生する確率をリスクとよびます．イベント発生率ともいいます．たとえば，「喫煙者が5年間に脳卒中を起こすリスクは10％である」，「男性は女性より心疾患のリスクが高い」というように使います．

2) リスクファクター（危険因子）

　将来発症のリスクを高める要因をリスクファクターとよびます．リスクファクターがあれば発症しやすいことが予測されます．現在の疾患の予後を予測する所見や合併症を予後因子といいます．

　リスクファクター・予後因子は臨床経過と強く関連していてその進展を予測するものです．**アウトカムと直接の因果関係は必ずしもありません**．また，リスクファクター・予後因子を治療・是正しても疾患の発症率が減少するとは限らないこともあります（表1）．

表1　癌（全般）のリスクファクター例

加齢・既往歴・家族歴	是正不可能
喫煙	禁煙により一部リスク低下
肥満	減量によりリスク低下
糖尿病	血糖降下によるリスク低下は実証されていない

❷ 交絡因子

ある調査の結果，飲酒量と肺癌リスクには正の相関があることが判明しました．飲酒は肺癌のリスクファクターでしょうか？

統計学的には関連性・予測性があったとしても，臨床的には飲酒と肺癌の間に潜んで両者をつなぐ影武者がいないかを探す必要があります．この場合，「多飲酒者には喫煙者が多い」事実と「喫煙は肺癌のリスクを高める」現象のために，**本来は無関係の飲酒と肺癌が三段論法により関連あるように見えて飲酒がみかけ上のリスクファクターとなっている可能性があります．**

図1の例でみると，**飲酒と関連して表面には現れていない喫煙という影武者を交絡因子といいます．**交絡因子は想定される原因と結果の流れの中間に存在するもの（中間変数）であってはなりません．

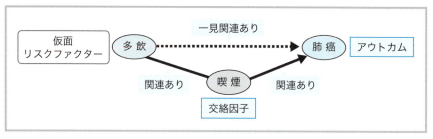

図1　交絡因子の例

「虎の威を借る狐」という故事成語で喩えれば，狐が脅威を与えているかのように見えてしまったのは，狐の背後についた虎（＝真犯人）が交絡因子となったためです．狐はリスクファクターでも脅威の源でもありません．（図2）

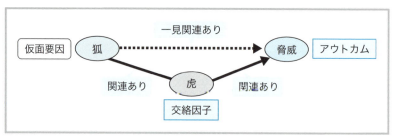

図2　虎の威を借る狐

因果・治療・予後に関するエビデンスを吟味したりデータを解析したりする際は，交絡因子の存在にも気をつけなければなりません．**交絡因子があるとアウトカムはリスクファクターや治療から直接生じたのか交絡因子のために生じたのかわからなくなってしまいます．**

❸ 因果関係

相関があったとしても因果関係にあるとは限りません．因果関係を立証するには以下の6条件を満たす必要性があります．国民1人あたりの牛乳消費量が多い国ほどノーベル賞受賞者輩出が多いという横断研究（図3）で解説しましょう．

1）アウトカムより先にリスクファクターがあるか？（時間的前後関係）

原因は結果より先に存在すべきです．桶屋が儲かってから風が吹いたのでは因果関係はありません．**この研究は横断研究であり，時間の前後関係は不明です．**

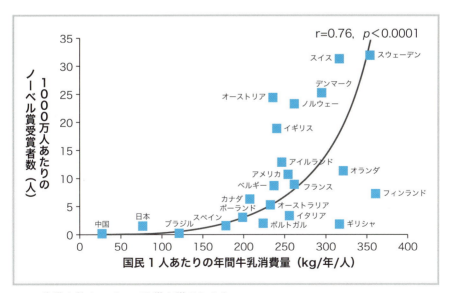

図3　牛乳を飲んでノーベル賞を獲ろう！？
〈出典〉Linthwaite S & Fuller GN：Milk, chocolate and Nobel prizes. Pract Neurol, 13：63, 2013 より引用

2) 同一区分内で病因とアウトカムが発生しているか?

牛乳を多く飲んでいる人がノーベル賞を受賞しているでしょうか？この図だけでは分かりません．牛乳消費量が多い国でも，牛乳を飲まない人はいて，そのような人が受賞している可能性も否定できません．国民全体の平均量ではなく個人レベルで解析した場合，**牛乳愛好家のほうが非愛好家より本当に受賞率が高いのかは不明です**．受賞者は実は牛乳嫌いが多いかもしれません．

3) 量−反応関係があるか?

牛乳を多く飲んでいる国民ほど受賞者輩出が多いか，ということです．図3を見ると相関係数は0.76と高いので正の相関性があるといえます．

4) 再現性はあるか?

p値は0.0001未満なので相関性の確実性はかなり高いでしょう．

5) 生物学的に意味をなすか?

牛乳が直接才能を高めるという薬理学的作用は不明です．

6) 交絡因子がないか?

教育・研究に関する社会的背景が影響していることが予測されます．**交絡因子として所得・年齢構成などの影響力についてはこの研究では調整されていません**．そのため，因果関係は一層薄らぎます．

まとめ

❶ 特定の疾患が発症する確率をリスクとよびます

❷ 疾患の発症と関連ある所見や条件をリスクファクターといいます

❸ リスクファクターは必ずしも病因であるとは限りません

❹ 交絡因子が潜んでいないか気をつけましょう

❺ 関連性があるからといって因果関係にあるとは限りません

第2章　エビデンスを読む

Ⓒ相関

3　相関に関するエビデンスを読むとき

▶交絡因子・関連性・臨床的意義に着目します

難易度 ★★★

Keyword ● 相関 ● 交絡因子 ● リスクファクター ● 因果関係

エビデンスを読むときは以下の手順で評価します.

1. 何を知りたいか？（クリニカルクエスチョン）
2. 読む価値はあるか？（妥当性）
3. 関連性はあるか？（結果）
4. 関連性は確実か？（信頼性）
5. 治療・予防効果はあるか？（臨床的意義）

❶ 何を知りたいか？：クリニカルクエスチョン（臨床疑問）の定式化

まずは疑問をPICO形式で明文化して頭の整理をします（表1，第2章 A-4，p43参照）.

表1　クリニカルクエスチョンの定式化

P	患者・対象者	成人男女で
I	介入・条件（リスクファクターがある）	肥満ありと
C	比較対象（リスクファクターがない）	肥満なしでは
O	アウトカム	発癌リスクが異なるか？

Pは患者（Patient），Iは介入（Intervention）または条件（If），Cは比較対照（Comparison），Oはアウトカム（Outcome）の頭文字です.

❷ 読む価値はあるか？：妥当性の評価

バイアス・交絡因子の検証をします．妥当性が低ければそれなりに割り引いて読みます.

146　スッキリわかる！臨床統計はじめの一歩　改訂版

1) 比較する基盤は？

　　肥満者だけのデータで発癌リスクの増減を論じることは当然できません．非肥満者との比較がないと関連性は究明できません．研究デザインそのものの妥当性も評価します（特に症例–対照研究やアンケート調査はバイアスが大きく妥当性が低いので要注意）．

2) ルールブックは？

　　肥満の定義や癌の診断方法をあらかじめ設定しておかないと判断は直感的となり，妥当性が低下します．

3) 原因？それとも影武者？：因果関係はあるか？（表2）

　　相関性やリスクファクターは因果関係を問わず関連性に着目した解析なので，直ちに因果関係があると結論できるわけではありません．年齢や飲酒などの交絡因子という影武者が潜んでいるかもしれません．**相関関係があっても因果関係があるとは限らない**ことに気をつけましょう．

表2　因果関係を立証する6箇条

- アウトカムより先にリスクファクターがあるか？（時間的前後関係）
- 同一サブグループ内で病因とアウトカムが発生しているか？
- 量–反応関係があるか？
- 再現性はあるか？
- 生物学的に意味をなすか？
- 交絡因子がないか？

❸ 関連性はあるか？：エンドポイントの評価

1) 相関の場合

　　相関係数（または寄与率）を評価します．

2) リスクファクター・病因の場合

　　研究デザインに応じて相対リスク（リスク比，ハザード比，オッズ比）を評価します．

❹ 関連性は確実か？：信頼性の評価

結果が偶然の産物でないか判定するために，相関係数や相対リスクのp値・信頼区間を評価します．p値と関連性の大きさは無関係であることに気をつけましょう．

❺ 治療・予防効果はあるか？：臨床的意義の評価

リスクファクターを排除したり治療したりしてもアウトカムが改善するとは限りませんし，副作用も考慮しなければなりません．実際，糖尿病で血糖を厳格に管理したら死亡率が有意に増加したというエビデンス[1]があります．エビデンスから一歩踏み込んで臨床上の意義も検討しましょう．その際，表1を例にすれば，肥満と癌は因果関係にあるか，絶対リスク差はどのくらいかなどに着目します．

たとえ治療・予防効果が統計学的に実証されていなくても，リスクファクターの分析はリスクの高さや予後を予測することにも役立ちます．

まとめ

❶ 関連性の大きさを評価します

❷ 妥当性：交絡因子をチェックし，因果関係が本当にあるのかを検証します

❸ 信頼性：p値で関連の有無を評価しますが，p値と関連性の大きさは無関係です

❹ 臨床的意義：予後改善への影響力も評価します

❺ 臨床的意義を意識し，無意味な検査・治療をやめましょう

❻ 治療の対象は患者さんであり，検査所見ではありません

Evidence & Review

1）Gerstein HC, et al：Effects of intensive glucose lowering in type 2 diabetes. N Engl J Med, 358：2545–2559, 2008

第2章　エビデンスを読む

D 診断

1 感度・特異度

▶ 検査の誤診の少なさの指標です

難易度 ★ ★ ★

Keyword ● 感度 ● 特異度 ● 尤度比 ● カットオフ値

❶ 誤診の指標

検査上の誤診には見落としと過剰診断の2種類があります．大腸癌の腫瘍マーカーとして検診でよく用いられるCEAの例で説明しましょう．通常CEA値は5 ng/mL以上で陽性とされますが，この**境界値をカットオフ値といいます**．

1) 結果判定法

検査結果とその診断は，下記の4つに分かれます．

● 正診　　a：（真陽性）正しく確定診断
　　　　　d：（真陰性）正しく除外診断
● 誤診　　b：（偽陽性）癌がないのに結果陽性（過剰診断）
　　　　　c：（偽陰性）癌があるのに結果陰性（見落とし）

癌の有無／検査結果	大腸癌（＋）	大腸癌（−）
CEA 陽性（5ng/mL 以上）	a 正確な癌診断	b 過剰診断
CEA 陰性（5ng/mL 未満）	c 見落とし	d 正確な除外診断

2) 理想の検査 (誤診なし)

　　大腸癌患者 (☹) 5人と健常者 (☺) 6人の検査結果をみてみましょう. 患者さん5人全員陽性, 健常者は6人全員陰性となるのが見落とし・過剰診断伴い完璧な理想の検査ですが, 残念ながらこのような検査はありません.

検査結果 ＼ 癌の有無	大腸癌 (+)	大腸癌 (−)
CEA 陽性	☹☹☹ ☹☹	過剰診断なし
CEA 陰性	見落としなし	☺☺☺ ☺☺☺

3) 感度：見落としの少なさ

　　実際には癌患者5人のうち, 4人が陽性 (☹) と出ました. 陰性として見落とされた人は1人 (☹) です. 感度は見落としの少なさの指標で, 次の式で表されます. **感度が高いと見落としが少なくなります.**

$$感度 = \frac{正確な癌診断者}{癌患者総数} = \frac{4}{5} = 0.8 \,(80\%)$$

検査結果 ＼ 癌の有無	大腸癌 (+)	大腸癌 (−)
CEA 陽性	☹☹ ☹☹	
CEA 陰性	☹ 見落とし	

4) 特異度：過剰診断の少なさ

　健常者6人のうち，2人が陽性（😊）と出ました．すなわち過剰診断された人が2人で，正しく白と診断された人は4人（😊）です．特異度は過剰診断の少なさの指標で，次の式で表されます．**特異度が高いと過剰診断が少なくなります**．

$$特異度 = \frac{正確な除外診断者}{健常者総数} = \frac{4}{6} = 0.67（67\%）$$

癌の有無／検査結果	大腸癌（＋）	大腸癌（−）
CEA 陽性		😊😊 過剰診断
CEA 陰性		😊😊 😊😊

5) 感度・特異度の使い方

　感度・特異度を検査特性といいます．どんなに精度が高い検査でも，誤診は免れません．**検査を選ぶ際や，検査結果を解釈する際には誤診の余地を念頭におくことが重要です**．

癌の有無／検査結果	Ⓐ 大腸癌（＋）	Ⓑ 大腸癌（−）
CEA 陽性	😟😟😟	😊😊 過剰診断
CEA 陰性	😟 見落とし	😊😊 😊😊

Ⓐ感度＝真陽性 / 全大腸癌患者
　　＝4/5＝0.8（80%）

Ⓑ特異度＝真陰性 / 全健常者
　　＝4/6＝0.67（67%）

> **例**
> - 感度が低い検査：胸部X線での肺癌発見 → 見落とし（未発見）が多い，過信しない.
> - 特異度が低い検査：CRP → 過剰診断（臨床上無意味）が多い，CRP値だけに振り回されない．むやみに検査すると的中度が低下する.

6) 尤度比

感度と特異度は見落としと過剰診断を評価するうえで役立ちますが，この二者をひとつの指標にまとめたものが尤度比（陽性）で，以下の式で表されます．尤度比（陽性）は，疾患がある場合・ない場合と比較してどれだけ検査陽性になりやすいかという指標です．数値が大きいほど正常・異常の識別能力が高く，検査として優れます．**検査の性能を比較する際や的中度を推算する際に役立ちますが，誤診の概念がなくなってしまうため，臨床の現場では要注意です．**

$$尤度比（陽性）= \frac{感度}{1-特異度}$$

なお，陰性の場合の尤度比もあり，数値が小さいほど検査結果が陰性の場合の除外診断識別能が高くなります．

$$尤度比（陰性）= \frac{1-感度}{特異度}$$

Advanced Level

1) SnNOut と SpPIn

感度（Sensitivity）が非常に高い検査では見落としがほとんどないため，検査結果が陰性（Negative）と出た場合はほぼ確実に**疾患の可能性を除外（Out）**できます．**特異度（Specificity）**が非常に高い検査では過剰診断がほとんどないため検査結果が陽性（Positive）と出た場合はほぼ確実に**診断を確定（In）**できます．

152　スッキリわかる！臨床統計はじめの一歩　改訂版

2) 正確度

全体の結果に占める真陽性と真陰性の和の割合を正確度（有効度）といいます．

$$正確度 = \frac{真陽性＋真陰性}{総数}$$

3) 尤度比とカフェラテ濃度

紙コップ自販機ではコーヒー濃度を調節できることがありますが，エスプレッソ（大腸癌診断）とミルク（大腸癌除外）を，混ぜて作るカフェラテの濃度（確率）で尤度比を例えてみましょう（図1）．

①便潜血陽性の人の大腸癌の可能性（有病率）が五分五分だとするとエスプレッソとミルクの混合比（＝検査前オッズ）は1：1（カフェラテ濃度＝検査前確率50％）です．

②尤度比は注入エスプレッソ増量比（＝オッズの増加倍数）に該当します．CEA陽性（仮に尤度比2）であればエスプレッソを2倍入れることになります（混合比2：1＝検査後オッズ）．

③検査後のカフェラテ濃度（＝検査後確率・的中度）が67％に高まり，確定診断に近づきます．

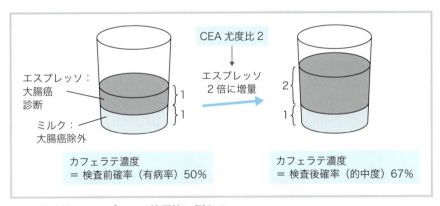

図1　尤度比をエスプレッソ倍量比に例える

4) 問題解決型思考

　検査に限らず，症状や身体所見にも感度・特異度があります（表1）．医療面接や診察は漫然と行うのではなく，**検査の連続と心して絶えず検査前確率を高めながら鑑別診断の順位を考えて進めましょう**．検査最優先主義では検査前確率が低いので過剰診断（偽陽性）ばかり増加してしまい検査の有効度が低下します．臨床像を把握できずに，医師も混乱し誤診が増えてしまうでしょう．**患者さんのなかに疾患が存在するのであり，臨床での診断の基本は症状や身体所見です**．患者さん情報（主訴，病歴，身体所見）をまず吟味して**診断仮説の検査前確率を高め**，それから**検査を選択・実施し，検査後確率（的中度）を評価して診断を確定する**というプロセスを踏みます（図2）．そうすると無駄な検査を省くことができ，外来診療の7割は検査なしで適確に診断がつきます．さらに，重点を置いて聞き出す病歴上のポイントや診察するべき身体所見も明確になるでしょうし，患者−医療者間の信頼関係の向上にもつながります．

表1　症状・身体所見の感度・特異度
（空欄は，複数の論文をまとめているため省略）

疾患	症状・身体所見	感度（%）	特異度（%）	尤度比
急性虫垂炎	発熱＋腹痛			3.4
尿路感染症	排尿障害			1.5
	頻尿			1.8
乳癌	自己触診	54	94	9
骨粗鬆症	歯19本以下			3.4
頸動脈狭窄	頸動脈雑音	36	98	18
甲状腺腫	触知	70	82	3.9
左心不全	浮腫	9	97	3
腹水	波動触知	62	90	6.2
腹部大動脈瘤	触知	28	97	9.3

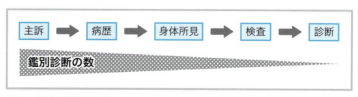

図2　臨床診断の手順

- ❶ 検査上の誤診には見落としと過剰診断があります
- ❷ 感度は見落としの少なさの指標です
- ❸ 特異度は過剰診断の少なさの指標です
- ❹ 尤度比は感度と特異度をひとまとめにして検査の性能を比較する際に役立ちますが，誤診の概念がなくなってしまうので気をつけましょう

第2章　エビデンスを読む

D 診断

2 カットオフ値

▶検査結果を異常と正常に区切る境界値です

難易度 ★★★

Keyword ● カットオフ値 ● 感度 ● 特異度

❶ 感度と特異度

感度と特異度は検査上の誤診の少なさの指標です.

> 感度　＝見落としの少なさの指標
> 特異度＝過剰診断の少なさの指標

検査値で，**陽性（異常）と陰性（正常）を区別する境界値（閾値）をカットオフ値**といいます．大腸癌の腫瘍マーカーCEAでは通常5 ng/mLです（図1a）.

❷ 感度を高めると見落としが減る

カットオフ値を3 ng/mLに下げると癌患者全員が陽性（真陽性）となり，感度が上がって見落とし（偽陰性）がなくなります．一方，**特異度が下がり過剰診断（偽陽性）が増えます**（図1b）.

❸ 特異度を高めると過剰診断が減る

カットオフ値を7 ng/mLに上げると健常者の陰性結果（真陰性）が増え，特異度が上がって過剰診断（偽陽性）が減ります．一方，**感度が下がり見落とし（偽陰性）が増えます**（図1c）.

156　　スッキリわかる！臨床統計はじめの一歩　改訂版

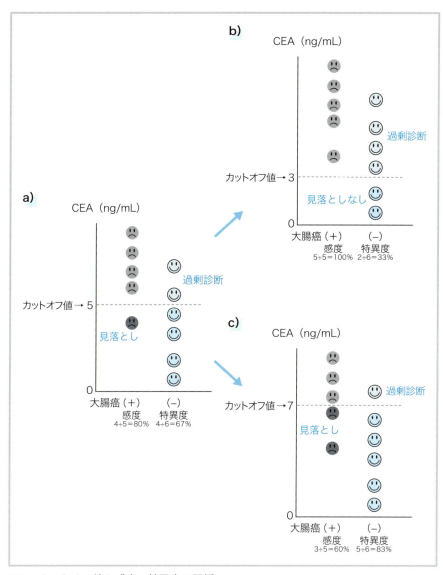

図1 カットオフ値と感度・特異度の関係

Advanced Level

1) 適切なカットオフ値

　感度と特異度は同時に高めることはできません．また，直感的・恣意的にカットオフ値を設定したのでは非科学的です．客観的に値を設定するにはROC（Receiver Operating Characteristic curve：受診者動作特性）曲線を利用します．

2) ROC曲線

　カットオフ値の設定，検査の診断特性の評価，新しい検査法と従来の方法の比較などに用いられる系統的グラフで，縦軸に感度，横軸に偽陽性率（1-特異度）をプロットした検査の診断特性曲線です．**理論的には感度・特異度を同時に最適にするには，左上隅に最も近い点（予測能・識別能が最大）をカットオフ値にします**（図2）．ただし，この統計学的カットオフ値は絶対的なものではなく，疾患の特質によって臨床的に調節することもあります．

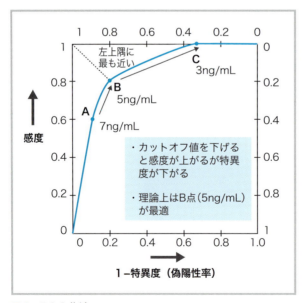

図2　ROC曲線

a. 感度が高い検査

　　見落としをできるだけ減らしたいときに選択します．例えば発見時に治療可能な癌のように，診断を見落としてしまうことによって患者に重篤な不利益を与える疾患のスクリーニング時です．カットオフ値を低く設定します．

b. 特異度が高い検査

　　過剰診断されることによって侵襲的な治療や追加検査を被る場合や患者さんに精神的社会的負担を強いる場合など，少しでも偽陽性を減らしたいときにカットオフ値を高く設定します．また，確定診断をする際にも特異度が高い検査が有用です．

3) 臨床的な異常値の定義

a. 疾患の定義上の異常値

　　近視や頻脈・徐脈のように数値そのものが疾患の定義となっている場合で，病識や症状の程度の差はあるにせよ，定義上は病的です．

b. 罹患・予後の予測因子

　　身長に応じた体重には，合併症や死亡率に関して適正値があることが疫学的に判明しています．極端なやせ・肥満は疾患発生や不良予後の予測因子という意味で異常とされます．正常と異常の境界値の設定は相対リスクに基づいて決定されることが多くなります．

c. 予防・治療可能閾値

　　診断法の発展やエビデンスの増加に伴って病態が究明されてくると，異常値のカットオフ値が低く設定されることがあります．例えば糖尿病の診断基準は，近年の実証に基づいて以前より低く（「厳しく」）定められてきています．ただし，短絡的に正常値を治療目標値とするのは危険なこともあります．治療による副作用で死亡率が逆に増加する例もあるので，**数値だけでなくアウトカムを重視する必要があります**．治療の対象は検査値ではなく患者さんです．

まとめ

❶ カットオフ値を変えて感度を高めると特異度が低下します

❷ カットオフ値を変えて特異度を高めると感度が低下します

❸ 感度・特異度とも100％（誤診なし）の検査はありません

❹ 異常域を決める際には疾患の頻度や臨床的意義も考慮します

第2章　エビデンスを読む

D 診断

3 検査後確率

▶ 検査結果の的中度のことです

難易度 ★★☆

Keyword ● 検査後確率 ● 的中度 ● 検査前確率 ● 尤度比 ● 感度 ● 特異度

❶ 光るもの全て金ならず

　検査結果が陽性（異常）と出ても，本当に有病者であるとは限りません．偽陽性（過剰診断）のこともあります．検査後確率は的中度ともいい，検査特性（感度・特異度・尤度比）のほか，検査前確率によって決まります．これをBayesの定理といいます．

❷ 検査前確率 (pre-test probability)

　検査前確率とは対象患者層（集団内）で予測される疾患の頻度・確率のことで，一般的に有病率（prevalence）ともよばれます．2×2表の

$$\frac{a+c}{a+b+c+d} \quad です（表1）.$$

表1　検査前確率と検査後確率

		疾患		合計	
		あり	なし		
検査結果	陽性	a（真陽性）	b（偽陽性）	a＋b	☆
	陰性	c（偽陰性）	d（真陰性）	c＋d	
合計		a＋c	b＋d	a＋b＋c＋d	◎

◎ 検査前確率 $= \dfrac{a+c}{a+b+c+d}$　　☆ 検査後確率 $= \dfrac{a}{a+b}$

※表を横に読みます

161

❸ 検査後確率 (post-test probability)

結果が陽性（異常）と出た人のうち，真の有病者の含まれる割合で，2×2表の$a/(a+b)$に該当し，陽性的中度（Positive Predictive Value：PPV）ともいいます．なお，検査後確率には陰性的中度もあり，$d/(c+d)$で表されます．陽性的中度・陰性的中度をまとめた$(a+d)/(a+b+c+d)$を正確度（accuracy）または有効度といいます．

1) 検査前確率によって変わる

特にスクリーニング検査など検査前確率が低い人を対象とする場合，無闇に検査をすると**過剰診断（偽陽性：b）ばかりが増加し，検査後確率〔的中度：a/(a+b)〕が低下**してしまい検査の有用性が低下します．

2) 検査の診断特性によって変わる

検査前確率が一定でも，尤度比の高い検査を行えば検査後確率は高くなります．特に，特異度が高い検査では偽陽性（過剰診断）が減り検査後確率が高まります．

❹ 検査後確率を高めるには？

検査後確率は検査前確率と検査の診断特性（感度・特異度・尤度比）によって決定される条件つき確率です（Bayesの定理）．それぞれが高ければ検査後確率も高くなります（図1）．**検査前確率を高くするためには，検査をオーダーする前に患者さんの背景因子・症状・病歴・診察所見，文献情報を参考にして実際の患者さんでの可能性が高い鑑別診断に絞り込み，**その可能性を概算することが重要です（表2，3）．そのうえでその疑われた疾患に応じて感度・特異度・尤度比の高い検査を選択するのです．個々の症例での疾患の可能性を考えずに漫然と検査をしたのでは，検査結果の臨床的判断ができません．

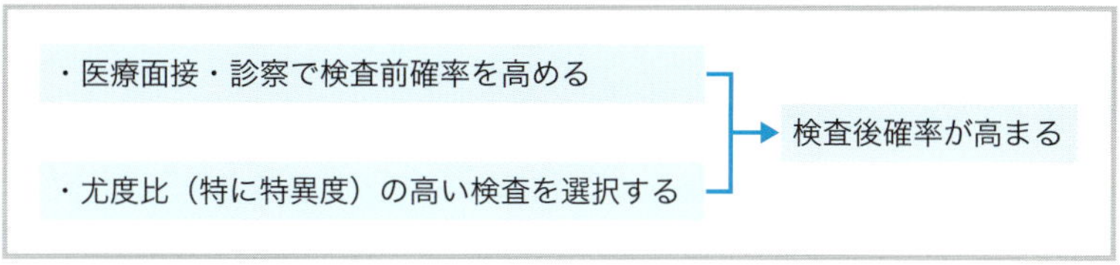

> ・医療面接・診察で検査前確率を高める
>
> ・尤度比（特に特異度）の高い検査を選択する
>
> → 検査後確率が高まる

図1 検査後確率の高め方

1) 検査前確率と検査後確率の実例

検査後確率は同じ診断特性（感度・特異度）でも検査前確率によって大きく変わります.

a. 対象者100人，検査前確率【10％】，感度80％，特異度90％の場合

① 疾患あり全体：$100 \times 0.1 = 10$（人）

② 真陽性：$10 \times 0.8 = 8$（人）

③ 偽陽性：$90 \times (1 - 0.9) = 9$（人）

④ 検査後確率：$8 \div 17 = 0.47$

表2 検査前確率10％の場合

検査結果（人）	疾患あり（人）	疾患なし（人）	合計（人）
陽性	8（真陽性）	9（偽陽性）	17
陰性	2	81	83
合計	10	90	100

b. 対象者100人，検査前確率【60％】，感度80％，特異度90％の場合

① 疾患あり全体：$100 \times 0.6 = 60$（人）

② 真陽性：$60 \times 0.8 = 48$（人）

③ 偽陽性：$40 \times (1 - 0.9) = 4$（人）

④ 検査後確率：$48 \div 52 = 0.92$

表3 検査前確率60％の場合

検査結果（人）	疾患あり（人）	疾患なし（人）	合計（人）
陽性	48（真陽性）	4（偽陽性）	52
陰性	12	36	48
合計	60	40	100

❺ 検査の臨床的価値

　検査をする臨床上の価値は何か，どのような根拠によるのかという**臨床判断の根拠（検査前確率）があってこそ検査の価値が決まります**．もし検査前確率を考慮せずに検査を濫用するとコストばかりか偽陽性（過剰診断）が増加し，検査後確率が低下して誤診のリスクや患者さんへの害が増加します．検査前確率を見積もるには臨床経験と臨床能力が必要とされます．**EBM実践には臨床技量が一層重要性を増すのです**．

Advanced Level

● スクリーニング検査の功罪

　健診（検診）では一般に検査前確率の低い人を対象としますのでどんなに特異度が高い検査でも偽陽性（過剰診断）がかなり増え，その結果検査後確率も下がってしまいます．さらに，その後の精密検査には精神肉体的苦痛・リスクが伴うことが少なくありません．「万が一の場合を考えて"念のために"検査しましょう」というキャッチフレーズは検査至上主義において受診者への殺し文句ですが，偽陽性や精神・身体・経済的負担まであらかじめ考えておかなければ健診全体への信頼感を失うことになります．疾患の早期発見・早期治療という"理想"は理にかなっていても，健診項目の多くは，予後改善の点でまだ有益性が実証されていないのが現実です．しかも，**過剰診断やその後の過剰治療などのデメリットに触れられることもあまりありません**．

　また，医療の対象は患者さんです．**スクリーニング検査・健診の本来の目的は余命を延ばしたりQOLを改善したりすることです**．どんなに正確な診断ができる検査があっても，検査や治療による心身上の便益より害（過剰診断によって被る"濡れ衣"という精神的苦痛や社会的不利益を含む）が多かったり，診療方針が変わらなかったりするのでは，臨床的に意味がないどころか危険です．予後改善につながらない診断（＝烙印）をつけられることによって余計な不安や恐怖心が増えたり社会的不利益が生じたりすることをラベリング効果といいます．

　疾患を有すると正しく診断された人（真陽性）が受ける治療のメリットとデメリット，疾患を有しないと正しく診断された人（真陰性）のフォロー

164　　スッキリわかる！臨床統計はじめの一歩　改訂版

アップ，過剰診断された人（偽陽性）が不必要に受ける追加検査や治療，見落とされた人（偽陰性）に対する適正治療の遅れすべてを検討しなければなりません．また，受診率が低かったり，診断された患者さんのその後の治療へのアドヒアランスが副作用などによって低かったりするのなら，健診としての意義は薄れます．良いスクリーニング検査かどうかは，検査の正確度と臨床的有益で決まります（表4）．**予後や治療方針が変わらないような検査は無意味であることを肝に銘じましょう．**

表4　スクリーニング検査の有用性鑑定

- 検査は実行可能で正確か？
- 検査結果によって治療方針が変わるか？
- 予後が改善されることが実証されているか？
- 患者さんの検査への意向はどうか？
- 早期診断後，治療に意欲的か？
- 他の診断法や対象者と比較して利益と害はどうか？
- 目標疾患の頻度・重篤度は検査の尽力・費用に見合うか？

まとめ

❶ 検査をオーダーする前に検査前確率を見積もりましょう．そのためには臨床経験と臨床能力が重要となります

❷ 検査後確率は検査前確率と尤度比（特に特異度）を高めることによって高まります

第2章　エビデンスを読む

D 診断

4　診断に関するエビデンスを読むとき

▶感度・特異度と臨床的意義に着目します

難易度 ★★★

Keyword　● 感度　● 特異度　● 尤度比　● 妥当性　● 信頼性
　　　　　　● ゴールドスタンダード

以下の手順でエビデンスを評価します．

1. 何を知りたいか？（クリニカルクエスチョン）
2. 読む価値はあるか？（妥当性）
3. 診断特性の結果はどうか？（結果）
4. 結果は確実か？（信頼性）
5. 治療・予防効果はあるか？（臨床的意義）

❶ 何を知りたいか？：クリニカルクエスチョン（臨床疑問）の定式化

まずは疑問を明文化して頭の整理をします．例えば，大腸癌を有する成人でのカプセル内視鏡の診断特性（感度・特異度）はどのくらいか？というクリニカルクエスチョンをPICO定式化します（第2章A-4, p43参照）．

表1　クリニカルクエスチョンの定式化

P	患者・対象者	大腸癌のある成人において
I	介入・条件	カプセル内視鏡は
C	比較対象	大腸内視鏡（ゴールドスタンダード）と比較して
O	アウトカム	感度・特異度はどの程度か

Pは患者（Patient），Iは介入（Intervention）または条件（If），Cは比較対照（Comparison），Oはアウトカム（Outcome）の頭文字です．

診断検査の特性は感度と特異度で表され，検査の選択や結果の解釈に役立ちます．**感度・特異度ともに高値であるほど誤診が減ります**．

166　スッキリわかる！臨床統計はじめの一歩　改訂版

```
感度が高い    →    見落としが少ない
特異度が高い  →    過剰診断が少ない
```

また，カットオフ値で検査の感度と特異度が変動します．感度と特異度を同時に高めることはできないので，カットオフ値が適正であるかも評価します．

❷ 読む価値はあるか？：妥当性の評価

ゴールドスタンダードとは最終診断を付ける検査のことで，一般に侵襲性が高く高価な検査です．**この検査との比較がないと絶対的な評価ができません**．また，診断を知らない第三者が評価しないとバイアスが入り込みます．

また，**医学という科学の本質である普遍性が問われます**．別の対象者でも妥当性が再現されているかが重要です．

❸ 診断特性の結果はどうか？：エンドポイントの評価

感度・特異度を指標に，誤診（見落とし・過剰診断）の可能性を検討します．

❹ 結果は確実か？：信頼性の評価

偶然性による誤差を感度・特異度の信頼区間で評価します．信頼区間が広ければ再現性・精度が低くなります．

❺ 検査の有効性・有益性はあるか？：臨床的意義の評価

どんなに感度・特異度の高い検査でも，その結果によって予後や治療方針が変わらないのであれば臨床的有益性はないばかりか不要な検査の追加やコストの増加を招くばかりです．日本の健康診断や癌検診にもそのような検査がまだ多く含まれています．また，新しい検査は優れているというイメージがあるのですぐに飛びつく人が多いのですが，**患者さんにとって**

有益性があるか，臨床的意義を考えてから行わないと無駄なだけです．予後や治療方針を変えないような検査はやめましょう．

さらに，予後改善が実証されている検査であっても，受診率が低かったり診断後の治療へのアドヒアランスが低かったりしたら検査の意義は薄れ絵に描いた餅に留まります．検査選択の際も**患者さんとの協働判断**が重要です．

Advanced Level

1) スクリーニング検査に適した検査特性

感度と特異度を同時に高めることは不可能なので，目的の疾患の特質に応じてどちらかを優先します（第2章D-2，p156参照）．

2) 尤度比

尤度比は，診断の可能性が陽性結果によってどれだけ高まるかという目安で，数値が大きいほど検査として優れます．尤度比を評価する際も信頼区間を検証します．信頼区間が1に近かったり（＝診断の確定に近づかない）信頼区間が広かったり（＝ぶれが大きい）するなら，検査としての有用性はあまりないかもしれません．

尤度比は感度と特異度が1つにまとまったものなので検査を選択するときに有用な指標です．しかし臨床的には誤診の概念を見失いがちなので感度・特異度の方が実用的です．

$$尤度比（陽性）= \frac{感度}{1-特異度}$$

まとめ

❶ 感度・特異度およびそのカットオフ値を評価します

❷ 妥当性：ゴールドスタンダードと客観的に比較されているかをみます

❸ 信頼性：信頼区間を評価します

❹ 臨床的意義：予後改善につながるか検討します．無駄な検査を省きましょう

❺ 検査偏重を見直し，患者さん主体の医療を目指しましょう

第2章　エビデンスを読む

E 治療

1　ランダム化比較試験

▶ くじ引き式に治療を割り付け，2群の比較評価をする臨床研究です

難易度 ★ ★ ★

Keyword ● ランダム化比較試験 ● 比較対照 ● 妥当性

❶ 臨床研究の妥当性

　臨床研究には対象者の偏りや評価時の先入観・偏見が伴う危険性があります．客観性を妨げるこのような要因をバイアスといい，ずれという誤差が生じます．また交絡因子が存在する可能性もあります．バイアスや交絡因子によって結果の妥当性は低下してしまいます．これらを最小限にして妥当性を高めようとデザインされているのが**ランダム（無作為）化比較試験（Randomized Controlled Trial：RCT）**です（図1）．RCTはEBMにおいて妥当性水準が最も高い臨床研究です．

1) Randomized（ランダム化）

　ランダム（くじ引き式）に対象者を介入群と対照群に割り付けることによって，2群の患者層の違いや不均衡をなくしてバイアスを最小限にして**両群の特徴を同等にします．交絡因子も均衡化されます．**無作為「抽出」ではありません．

2) Controlled（比較）

　対照群を設定することで客観的な比較基準をおきます．**同じ条件下**での同時比較対照がなければ，客観的で公正な評価はできません．投薬治療効果を評価する場合，対照群に薬効のないプラセボを投与し，**二重盲検**（被験者にも治療者にも実薬かプラセボかわからない）を行うと情報バイアスが減ります．

170　　スッキリわかる！臨床統計はじめの一歩　改訂版

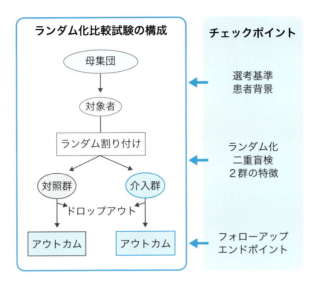

図1 ランダム化比較試験（RCT）の構成

3) Trial（試験）

　介入（治療など）によるアウトカムを検証する臨床試験で，時間の流れに沿って発症を追跡していく研究です．アウトカムの評価には明確で客観的な基準が必要です．人間を対象としますので研究参加者の理解・同意が必要であり，研究報告には明記されていなければなりません．

❷ RCTの落とし穴

　RCTだからといって最高水準であると盲信してはいけません．実際の研究ではさまざまな限界・バイアスがあるため，図1のチェックポイントを確認して妥当性（内的妥当性）を評価し，不十分な点が多ければその分割り引いて解釈します．

　また，理想的なデザインであったとしても，実際の患者層への適用性（外的妥当性）や臨床的意義が乏しいことも少なくありません．むしろ水準が低い研究のほうが実用性が高いこともあります．このような場合は**RCTを絶対崇拝するのではなくバイアスを認識したうえで水準の低いエビデンスを慎重に活用することも重要です**．

Advanced Level

1) プラセボの必要性

a. 二重盲検

治療者側も患者側も治療内容がわからないようにすることによって情報バイアスを減らします．治療内容がわかってしまうと先入観や贔屓目のために客観的な情報収集・判断が困難になります．

b. 自然治癒率の評価

「新薬・実薬は効く」という偏った信念を払拭することが客観的判断のために必要です．治療しない場合との比較がなければ非科学的です．平均値への回帰という統計学的現象により，一見効果がみられることもあります．

2) cross-over 試験 (図2)

対象者数が少ない場合に妥当性・客観性を高めるために用いる手法です．
①まず対象者を2群に分けます
②投薬開始前に経過観察期間 (run-in period) を設置します
③各群に実薬または対照薬（またはプラセボ）を投与します
④投与期間が終了したら休止期間 (wash-out period) をおきます．これは以前の治療の残渣 (carryover) をなくすためです
⑤各群に，前回とは逆の薬を同期間投与します
⑥治療薬ごとに2群をまとめて評価します

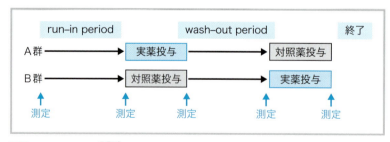

図2　cross-over 試験

3) PROBE (Prospective Randomized Open Blinded-Endpoint) 法[1]

　二重盲検化されたRCTは理想的な研究法ですが，欠点は時間・費用がかかることと現実の世界とギャップが少なからずあることです．そこで近年普及してきているのがPROBE法で，デザイン上はRCTですが，二重盲検ではなく日常診療同様に治療内容は治療者と患者にオープン（非盲検）になっています．その代わりにエンドポイントの評価を，割り付け内容を知らない第三者（独立したエンドポイント評価者）が行うことにより盲検化します．

　PROBE法は実地臨床との類似点・実用性・費用の点で優れていますが，所詮**二重盲検でないのでバイアス（情報バイアス）が大きく入り込みます**[2]．特にソフトエンドポイントの判定を研究者が作為的に操作したり除外したりすることも可能です．その分妥当性は低下し，読む価値も低下します．特に，「日本発」のRCTはPROBE試験が多く，そのほとんどは判断・診断が担当医の裁量に委ねられているソフトエンドポイントを使い，結果も有意差を認めるものが非常に多いのが現状です．出来が良すぎることからも察知できるように，**このデザインの研究は大きく割り引いて解釈することが重要です**．実際，数試験が発表後撤回されたのは記憶に新しいでしょう．「きめ細かい治療」「わが国発の大規模研究」など研究者や治療薬自体を感情的な美辞麗句で礼賛するニュースや記事が溢れていますが，**診療の主体・臨床研究の目的は患者さんである**ことを忘れては本末転倒です．

まとめ

❶ RCTが最もバイアスが小さくレベルが高い臨床研究法です

❷ RCTにもバイアスが付きまといますので盲信せず批判的吟味をします

❸ 目の前の患者さんに適用できるか，臨床的意義は大きいかも検討します

Evidence & Review

1) Hansson L, et al：Prospective randomized open blinded end–point（PROBE）study．A novel design for intervention trials．Prospective Randomized Open Blinded End–Point．Blood Press, 1：113–119, 1992

2) 桑島 巌：臨床試験におけるエンドポイントの見方・考え方．Medical ASAHI, 5月号, 25–29, 2010

第2章　エビデンスを読む

E 治療

2 比較対照

▶ 妥当性を高めるために必要です

難易度 ★ ★ ★

Keyword ● 比較対照 ● 妥当性

❶ シートベルトは本当に安全？：常識 vs 統計学

　「自動車事故死者のうち10人中8人がシートベルトをしていませんでした」

　シートベルトの重要性を啓発するポスターでよく目にするデータ表記です．インパクトの強いデータなので常識的・直観的には「シートベルトをしないとかなりの確率で事故死するからシートベルトをしよう」ということになりますが，統計学的にはそのような論理はナンセンスかもしれません．この統計には比較対照がないからです．

1) 事故生存者が比較対照の場合

　例えば自動車事故に遭遇したけれど無事生存した人のシートベルト非着用率が10人中8人だったらどうでしょうか（図1①vs②）？同じ着用率なので生死に関係ないことになり，シートベルト着用の意味がなくなります．

2) 無事故者が比較対照の場合

　このデータではそもそも事故に遭遇した人だけを解析しているため，事故を起こしていない大多数の運転手のシートベルト着用率には触れていません．仮に事故を起こしていない人の非着用率も10人中8人であったらシートベルトの意味はなさそうです（図1①vs③）．また，無事故者の非着用率が「常識的に」もっと低かったとしても（図1①vs④），解析対象となった事故死者がたまたま法の規制を守らないような無謀な人だった可能性もあります．

　いずれにしても，**比較対照のデータがないのでは単なる事実の記述にすぎず，何の結論も出せません．科学的推論には比較の基盤が必要です**．

175

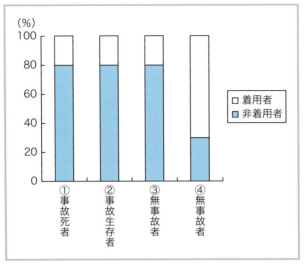

図1　シートベルトの安全性の例（架空データ）

❷ 柿が赤くなると医者が青くなる vs 病は気から

　甘柿には栄養素が豊富で，甘柿1個でエネルギーは60 kcal，ビタミンCは70 mgも含んでいます．そのため医者いらずといわれるほど疾患の治癒・予防効果が理論・経験上はありそうです（ちなみに英語のことわざでは「りんごは医者知らず」）．しかし柿の臨床的効用を実証するエビデンスはありません．

　そこでNさんは柿摂食の風邪に対する治癒効果の臨床研究をしました．柿を食べれば早く治る可能性があるかもしれません．

【仮説】対象：感冒患者に
　　　　介入：柿を食べさせると
　　　　アウトカム：早く治癒する

【結果】対象患者20人の平均罹患日数は2日であった

　この結果をもとにNさんは「柿には感冒治癒効果がある」と結論しました．しかしこの研究の妥当性（客観性）はどうでしょうか？

　この研究で致命的なのは比較対照がないことです．柿を食べなくても通常の感冒であれば2日程度で自然治癒することは多く，単に自然経過をみていただけかもしれません．また症状を報告する被験者側も診断する医師

側も，柿を食べることで早く治ると思い込んで治癒日を尚早に判断していたのかもしれません．このような，**客観性・妥当性の妨げとなるバイアスを取り除くには無治療（または別治療）群という同時に比較する対照が必要です**．

まとめ

❶ 臨床研究の基本は比較です：比較対照がないと，何も言っていないのと同然です

❷ 介入前後ではなく介入の有無の同時比較が重要です

❸ はやりのダイエット法・健康食品・民間療法など，世間には比較対照のない怪しい本・宣伝・番組が氾濫しているのでデータを読む際にも気をつけましょう

第2章 エビデンスを読む

E 治療
3 研究でバイアスを減らすワザ
▶ランダム割り付け・二重盲検・高い追跡率が重要です

難易度 ★★☆

Keyword ● ランダム化比較試験 ● 盲検 ● 追跡率 ● ITT解析
● 交絡因子 ● 情報バイアス ● 選択バイアス

❶ 不確実性との不断の闘い

不確実性を少しでも減らすためには，その原因となるバイアス（「ずれ」）・偶然性（「ぶれ」）の誤差を最小にすることが重要です．**誤差が大きいようなエビデンスはその分割り引いて解釈することが必要です．**

❷ チェックポイント（図1）

研究デザインの妥当性について下記のポイントを確認していきます．特に重要なのは①ランダム割り付け，②二重盲検，③高い追跡率です．

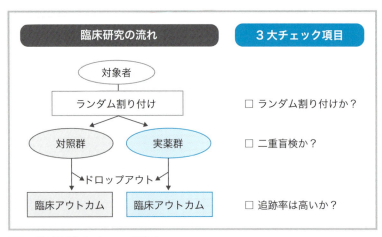

図1 臨床研究のチェック項目

1) 対象者の選択基準

非典型的な患者さんや特別な医療施設だけの患者さんを対象としているなら一般性には乏しいでしょう（**選択バイアス**）.

2) ランダム割り付け・比較対照の設置・治療方法の同等さ

介入の効果判定に際しては，ランダム（くじ引き式）に振り分けられた比較対照群とのひいき目のない公正な比較判断が重要です.

- **比較対照がないと**…結論・根拠の基盤がないので，事実を述べているだけで何も結論付けられません. 無治療でも自然に治る疾患は少なくないので比較対照なしに治療効果があるとはいえません.
- **ランダムに割り付けないと**…2群の患者層（背景・特性）に違い（交絡バイアス）が生じやすいため，**結果が治療の効果なのか患者層の違いによるものなのか不明です**. くじ引き式に2群に分けると両群の対象者の属性が均等になり，バイアスのない評価ができます. 未知の**交絡因子**も均衡がとれます.

3) 二重盲検

二重盲検とは医療者も患者さんも実薬かプラセボ（対照群）かわからないようにして診断の客観性・妥当性を高めることです.

- **治療内容がバレていると**…患者さんは実薬だとわかると安心して生活改善をしなくなるかもしれませんし，プラセボだとわかると逆に生活改善に努めるかもしれません. また，医療者は実薬群であれば少しでもいい結果を出すために，または薬効を信じて甘い判断になるかもしれません. このような親の欲目や「あばたもえくぼ」に該当する判断の歪み・ずれを**情報バイアス**といいます.

4) 追跡率

せっかくランダム割り付けによって2群の特性の均衡がとれていた研究も，一般に20％以上のドロップアウトがいたら不均衡になって症例減少バイアスが増えます. ランダム化による均等性を維持するためにはドロップアウトを極力なくすことが必須です. また，サンプルサイズが小さくなると信頼性も低下します.

5) ITT (Intention-To-Treat) 解析

　　ITT解析とは，ドロップアウトした人も含めて解析する方法です．ドロップアウトしたり途中で治療法が変わったりした人も最初のグループに含めて解析することで**ランダム化が維持**され，**現実の治療効果**が客観的に評価できます（第2章B-11，p131 参照）．

6) アウトカムの診断基準

　　臨床の現場で重要なのは検査結果よりも臨床的アウトカムです．どんなに検査数値がよくなっても症状や生存率が改善しないのでは意味がありません．さらに，診断は明確な評価基準に基づいた第三者による客観的判断でないとバイアスにつながります．例えば骨折の診断を，臨床的診断とするか画像上の診断とするかなどです．

7) 検定法

　　データの種類によって検定法が変わりますので適切な検定法が**事前に選択**されているか確認しましょう．

Advanced Level

●盲検の思わぬ落とし穴

　　盲検化により情報バイアス（ネタバレ）を防ぐことができますが完全ではありません．介入割り付け時の盲検化だけでなく**研究期間を通して盲検が維持できたかどうかも検証しましょう**．途中で情報漏れしてしまうとオープン試験に劣化します．なお，盲検が維持できないことをcontaminationといいます．たとえば家族で治験参加している場合，二重盲検であったとしても家庭内で診療内容について情報交換してしまったら情報バイアスのために現実には妥当性は下がっているかもしれません．情報漏れによるcontaminationを回避する手段として，病院・クリニック・学校などの施設ごとに1つのグループとして介入を割り付けることがあり，これをクラスター化といいます．地域差や専門科の偏りは生じやすいのですが，参加施設を増やすことでクラスター化したランダム化遂行が事実上可能になります．

まとめ

❶ ランダム化比較試験が最もバイアスが小さいのですが，盲信せずに妥当性を評価しましょう

❷ 特に重要なチェックポイントは，①ランダム割り付け，②二重盲検，③高い追跡率です

❸ 代表的なバイアスには選択バイアス，交絡バイアス，情報バイアスがあります

第2章　エビデンスを読む

E 治療

4　治療に関するエビデンスを読むとき

▶ 研究デザイン・相対リスク・絶対リスク差・臨床的意義に着目します

難易度 ★★★

Keyword ● 相対リスク ● 絶対リスク差 ● ランダム化比較試験
● 生存曲線

　以下の手順でエビデンスを評価します．チェックシート（詳細モード）を付録（p220）につけました．これも利用して吟味し，抄読会などにも活用しましょう．

> 1. 何を知りたいか？（クリニカルクエスチョン）
> 2. 読む価値はあるか？（妥当性）
> 3. 効果はあるか？（結果）
> 4. 効果は確実か？（信頼性）
> 5. 治療意義はあるか？（臨床的意義）

① 何を知りたいか？：クリニカルクエスチョン（臨床疑問）の定式化 ● ● ●

　まずは疑問を PICO 形式で明文化して頭の整理をします（表1）．

表1　クリニカルクエスチョンの定式化

P	患者・対象者	心血管疾患の既往のない日本人高コレステロール血症患者に対し
I	介入・条件（リスクファクターがある）	食事療法＋スタチン投与で治療すると
C	比較対象（リスクファクターがない）	食事療法のみの場合と比較して
O	アウトカム	冠動脈疾患リスクは低下するか？

Pは患者（Patient），Iは介入（Intervention）またはIf（条件），Cは比較対照（Comparison），Oはアウトカム（Outcome）の頭文字です

182　スッキリわかる！臨床統計はじめの一歩　改訂版

❷ 読む価値はあるか？：妥当性の評価（図1）

　臨床研究の流れに沿ってバイアス（ずれ）の検証をします．バイアスとは研究結果を真実像から遠ざける要因のことで，バイアスが多いと妥当性が低下します．**妥当性が一番高いのはランダム化比較試験（RCT）ですが，RCTでも鵜呑みにせず自分の目で厳しく読まなければいけません．**チェック項目を満たす数が少なければそれなりに割り引いて読みます．バイアスを排除するために特に重要なのは①ランダム割り付け，②二重盲検，③高い追跡率です（第2章E-3, p178参照）．

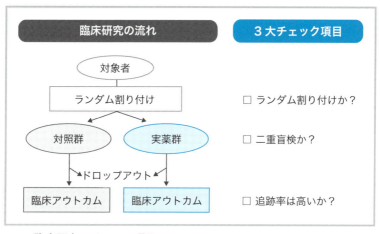

図1　臨床研究のチェック項目

❸ 効果はあるか？：エンドポイントの評価

　相対リスク（分類データ），分布（順位データ），測定値差（計量データ）で効果の有無を判定します．

❹ 効果は確実か？：信頼性の評価

　続いてその結果が偶然の産物でないかp値や信頼区間から再現性を評価します．**p値は結果が確実かどうかを示すだけで，効果の大きさとは無関係です．**信頼区間を見れば同じ効果でも確実性の違いが直観的にとらえられるようになります．

> p値＜0.05 有意差あり：確実に効果あり
> p値≧0.05 有意差ありとはいえない：結論はウソっぽい

❺ 治療意義はあるか？：臨床的意義の評価

1）臨床上のインパクト

　統計学的に有意差があっても臨床的に意味があるとは限りません．相対リスク（発症率の比）だけでなく**絶対リスク差（発症率の差）およびNNTを計算します**（図2）．同じ相対リスクでも差は大きく異なることがあり，**統計学的に有意差があっても差が小さければ臨床的意義はあまりないかもしれません**．また，副作用なども同時に勘案します．

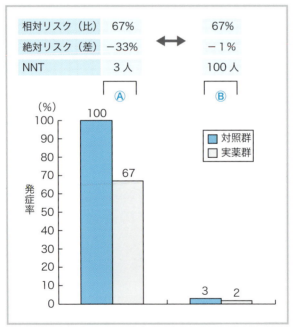

図2　相対リスクのトリックに注意
相対リスクが67％というのは，Ⓐのように100人治療して33人が報われるということでは必ずしもありません．Ⓑのように1人しか報われないこともあります．

- 効果は相対的な指標（割り算）と絶対的な指標（引き算）の両方で評価します
- 「比」に惑わされないよう注意しましょう

2) 時間的変化

さらに　たとえば死亡というアウトカムの場合，5年生存率という瞬間的な結果だけを検討するのではなく，生存曲線も参考にして予後の経過の特徴を検討します．

3) 実際の患者さんに使えるか？

a. 患者層は一致しているか？

文献の研究対象者と比較して一般化の可能性を判断します．そのまま適用できそうになければ参考として傍証とあわせて利用します[1]．

b. どう説明するか？

服薬しても発症する人もいれば，服薬しなくても発症しない人もいます．差や比だけでなく，無治療の場合のアウトカムや治療に伴う副作用も説明することが重要です．数値だけではなくグラフ化して説明するのも明解な説明の有効な一手です．特に予防に関しては実感がわかないことが多いので，「完全に予防可能になる」という過大な期待や「治療しても仕方ない」という軽視にならないよう心がけましょう（図3）．

c. 患者さんの意向はどうか？

数値のうえでは一見治療価値が少ないように見えても，価値観は患者さんごとに異なります．薬を飲まなくてもまず発症しないのであれば当面は様子をみたいという人もいれば，わずかでも恐ろしい疾患が減るのなら効果にあやかりたいという人もいるでしょう．慢性疾患では治療費も無視できません．伝染性がない病気に対しては無治療という患者選択も尊重すべきです．患者さんの意向を尊重した協働判断をしましょう．

Advanced Level

1) 個別化医療と大衆医療

図3の例[2]では心血管疾患の既往のない人が対象ですが，既往のある人

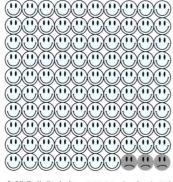
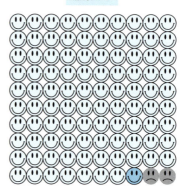

- ▶ 食事療法だけでは5年間で100人中3人が心臓発作（心筋梗塞・狭心症）を起こします（☹）
- ▶ 薬を飲めば2人に減ります（☹）．つまり5年間薬を飲み続ければ100人中1人が救われます（☺）
- ▶ 見方を変えると，薬を飲まなくても5年間で100人中97人は発症しません（☺）し，飲んでも2人は発症します
- ▶ 薬を飲まないと絶対に発症するわけではありませんし，薬を飲んでも完全に予防できるわけではありません

図3　わかりやすい患者さん向け説明図の例

や糖尿病などのリスクファクターを多くもつ人では発症（☹）のリスクがかなり高くなるので報われる人（☺）も増えます[1]．個別にリスク評価をし，このようなリスクの高い人には積極的に投薬を勧めることを検討しましょう．

　一方，高コレステロール血症者は約300万人いるので，全国レベルでは投薬によって3万人の冠動脈疾患が予防できることになります．大衆アプローチとしては治療を推奨（押し付けではありません）する価値は大きいでしょう．

2) イベント発生曲線/生存曲線

通常，予後は罹患率と同じように，一定の経過時間内における発生率として表記します（表2）．ただし，5年生存率はあくまで5年後という一時点での生存者の割合を表し，途中経過は不明であるということに注意しましょう（図4）．疫学的には5年生存率は簡潔で便利ですが，**個々の臨床方針を決定する際には，実際の生存曲線で経過を把握することが重要です**[3]．なお，χ^2検定は5年後という一時点での生存者の割合の比較評価，log-rank検定は途中経過（発症速度）も加味した比較評価をします．

表2 予後表記に用いる指標

5年生存率	（5-year survival）	疾患の経過のある時点から5年後に生存している患者の割合
致死率	（case fatality）	疾患にかかった人のうち，その疾患で死亡する人の割合
疾患別死亡率	（case-specific mortality）	ある疾患による人口1万人（または10万人）あたりの死亡者数
反応率	（response）	治療によって改善を示す患者の割合
寛解率	（remission）	疾患が検出されなくなる期間に入る患者の割合
再発率	（recurrence）	寛解後に再び疾患が出現してくる患者の割合

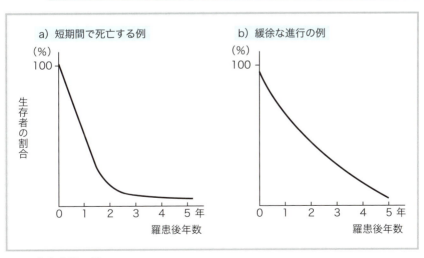

図4 生存曲線の例
同じ5年生存率でも，罹患後，短期間のうちに大半が死亡する例（a）もあれば，緩徐な進行の例（b）もあります．

3) 統計の出所に注意

まだ論文になっていない研究結果（エビデンスとはよびません！）の報道や学会発表で気をつけるべき点は統計の出所です[4]．研究目的が理論・仮説を検証するためなのか，評判を良くするためなのか，資金調達のためなのかによって妥当性・質が変わります．また，結果が研究者から煽動的あるいは情報不足の記者を通して読者に届くまでの情報の濾過過程において誤解や情報操作（spin）が生じるので鵜呑みは危険です．実際，研究医療施設による報道発表は，臨床的意義が不明であったり重要な注意点や限界点について強調していなかったりすることが往々にしてあります[5]．

まとめ

❶ 妥当性：ランダム化・二重盲検・追跡率を検証します

❷ 信頼性：検定で確実性を評価します

❸ 臨床的意義：アウトカムの発生率の差（引き算）にも着目します．副作用も確認します

❹ 実際の患者さんと協働判断をしましょう．治療の対象は検査値ではなく患者さんです

Evidence & Review

1）「EBM の正しい理解と実践 Q&A」（能登 洋 / 著），羊土社，2003

2）Nakamura H, et al：Primary prevention of cardiovascular disease with pravastatin in Japan (MEGA Study)：a prospective randomised controlled trial. Lancet, 368：1155-1163, 2006

3）「日常診療にすぐに使える臨床統計学 改訂版」（能登 洋 / 著），羊土社，2010

4）「統計でウソをつく法（ブルーバックスシリーズ）」（ダレル・ハフ / 著，高木秀玄 / 訳），講談社，1968

5）Woloshin S, et al：Press releases by academic medical centers：not so academic? Ann Intern Med, 150：613-618, 2009

第3章
研究をつくる

第3章　研究をつくる

1　臨床研究の目的

▶ 理論や経験則に基づく仮説を現実の世界で検証することです

難易度 ★ ★ ★

Keyword ● 臨床研究 ● バイアス ● 偶然性 ● 妥当性 ● 信頼性
● 統計学的推測

❶ 臨床研究の目的

　臨床研究とは，人間を対象とした研究で，その目的が患者さん中心に立てられている研究です．人間は生物学的要素だけでなく環境や心理的要素の影響を大きく受けるので，予測通りに進行するとは限らず**医療には不確かさが伴います**．そこで**理論や経験則に基づく仮説を現実の世界で検証することが臨床研究の目的**です．

❷ 倫理問題

　臨床研究ではまず対象者にとっての危険・害と恩恵のバランスを評価します．予期せぬ危険・害が発生するリスクもあれば，予測仮定していた効果がないこともあります．そのため，人間を対象とする研究ではまず**研究の安全性と倫理性の審査**を受けます．実施にあたっては**参加者への十分な説明と参加者の理解と自主的同意（任意撤回も可）**が必須です．また，安全監視・対策システム・個人情報管理も必要となります．

> **例** 非倫理的な例
> ① 喘息重積発作の患者さんに対する酸素投与有無の効果の評価
> 　→すでに治療の有効性と意義が確立している分野での無治療やプラセボ投与は殺人的です．
> ② 小児・妊婦対象の治験
> 　→小児や胎児は判断不能なので親が判断することになりますが，子ど

190　スッキリわかる！臨床統計はじめの一歩　改訂版

もや胎児を「利用」して治験での恩恵（手当て金など）を得ようとする親もいるかもしれません．

❸ 臨床研究の手順（表1, 図1）

臨床研究は，大まかに①仮説→②研究デザイン・データ収集→③データ解析・統計学的推測→④臨床的解釈の手順で行います（表1）．

知りたい対象・集団を母集団（population）といい，手もとの研究対象者を標本（sample）といいます．国勢調査などを除き，一般に全国民や全患者を対象として臨床研究を行うのは時間・労働・費用・倫理上，不可能であり不適切です．研究は母集団の一部（標本）を対象とし，その**分析結果（部分的事実）から母集団（真実）の特徴を推論**します（図1）．

表1　臨床研究の手順

① 仮説を立てる
② 研究デザインを選定し，対象者（標本）を選択してデータを収集する
③ データを解析し真の値（全体像）を統計学的に推測する
④ 臨床的解釈をする

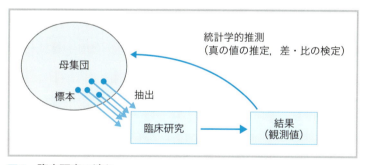

図1　臨床研究の流れ

❹ 統計学

研究において統計学は以下の点で真実の追究に役立ちます．
①バイアス（ずれ）の評価・調整　＝　**妥当性**の評価
②偶然性による誤差（ぶれ）の評価と統計学的推測（真の値の推定と検定）　＝　**信頼性**の評価

❺ 臨床能力の重要性

　患者さんの特質や価値観も把握してその患者さんのもつ問題を全人的立場からマネジメントするのが医療者の務めです．そのため，エビデンスを活用する際にも，エビデンスをつくる際にも大前提として必要とされるのは臨床能力，すなわち**臨床疑問解決技能とコミュニケーション能力です**（表2）．臨床研究の前にあるのも先にあるのも目の前の患者さんであり，臨床研究の意義は，「質の高い患者さん中心の医療を実現するために臨床経験・能力と客観的事実の両面をバランスよく統合し，患者さんごとに最善のケアを施すこと」です．どんなに適確な文献評論をしたり大規模な研究をしたりしても，目の前の患者さんに役立たせることができないのなら"仏作って魂入れず"というものです．**研究データは臨床的枠組みのなかではじめて意味をもちます．**

表2　EBM実践にあたり医療者に必要なこと[1)] [2)]

- 医療面接，病歴聴取，診察の臨床的技能
- 自分の能力・知識の限界の謙虚な認識
- 自主的で継続的な生涯学習
- 向上心および努力することへの熱意

Advanced Level

●標準化と個別化

　臨床研究では個人差によるばらつきの対策として標準化（集団での評価）により科学的検証を行います．一方，治療（研究ではありません！）に際してはエビデンスを個々に使い分けて個別化医療を目指すアクションをします．

まとめ

❶ 理論や経験則に基づく仮説を現実の世界で検証することが臨床研究の目的です

❷ 限られた数の対象者の分析結果から全体像の特徴を推測します

❸ 医療には不確かさが伴い確実な結果は保証できません．統計学で妥当性と信頼性を評価します

❹ 文献を読んで活用する際にも研究をつくる際にも，まずは臨床能力が必要です

❺ 数値は臨床的枠組みのなかではじめて意味をもちます

❻ 研究の目的は患者さんの予後を改善することです

Evidence & Review

1) Haynes RB, et al：Clinical expertise in the era of evidence-based medicine and patient choice. ACP J Club, 136：A11-A14, 2002

2) Reilly BM：Physical examination in the care of medical inpatients：an observational study. Lancet, 362：1100-1105, 2003

第3章 研究をつくる

2 臨床研究のつくり方

▶最初に仮説を立て，適切な研究デザインと解析法を選びます

難易度 ★ ★ ★

Keyword ● 仮説 ● 仮説提唱 ● 仮説検証 ● 検定 ● プロトコル

❶ 研究の考え方

　臨床研究は仮説（テーマ）を1つずつ検証する地道なプロセスで，各研究結果の積み重ねが大きな進歩につながります．研究開始前に，まず次の点に着目して大まかな方針を決めます．

---

① テーマ・問題は何か？　　　　　　＝仮説
② 研究結果による臨床的メリットは？＝医療の改善
③ 仮説を客観的に実証するには？　　＝研究方法・研究デザイン・検定法

---

❷ 研究の流れ

　研究の創作・実施は図1の流れで行います．**仮説が決まったらこの流れに沿って計画書（プロトコル）を作成します．**旅行でいえば，はじめに仮説という目的地を設定し，計画書というロードマップ・旅程をつくることで客観性（妥当性・信頼性）を保持するのです．

1) 仮説を明文化する

a. カテゴリー（治療・予後・診断・病因など）は？

　臨床研究はあくまでも臨床現場における患者予後改善のためのものです．クリニカルクエスチョンをカテゴリー分けすることにより，問題が明確になります．続いて下の例のように仮説を明文化します．

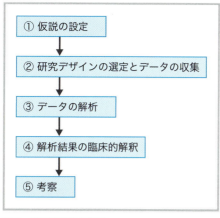

図1 臨床研究の流れ

例 仮説例（治療）

P	患者	足壊疽の患者に
I	介入（治療）	高圧酸素療法を施行すると
C	比較対照	通常療法の場合と比較して
O	結果（アウトカム）	足切断率のリスクは低下するか？

PはPatient（患者），IはIntervention（介入）またはIf（条件），CはComparison（比較対照），OはOutcome（アウトカム）の頭文字です．

誤った例

① 「高圧酸素療法は有効であるか？」
　→比較対照・結果（外見改善？ 足切断率低下？）が不明です．
② 「健康診断のデータを分析して腹囲と相関する検査項目を探そう」
　→仮説が不明確なので方向性・客観性に欠けます．そのため分析法が恣意的になる可能性があります．

b. 仮説提唱型か仮説検証型か？

　研究にはすでにある手元の観察データをもとに仮説を提唱するタイプと，データを比較分析して仮説を検証するタイプがあります．前者は事実を描写するだけで，後者は推測（推定と検定）を通して真実（全体像）を推測します．

2) 研究デザインを選定し，データを収集する

研究デザインには後ろ向き研究（過去データを分析）・横断研究（現時点のデータを分析）・前向き研究（将来のデータを収集分析）があります（第2章A-6，p52参照）．それぞれ長所短所があるほか，**カテゴリーに応じて適切な組み合わせ**があります（表1）．

表1　カテゴリーに応じた最適な研究デザイン

診断	罹患の疑いの高い患者を対象とした横断研究
予後	初期から十分なフォローアップをしているコホート研究
治療・予防	ランダム化比較試験
病因・リスクファクター	コホート研究，症例-対照研究
副作用	あらゆる種類のデザインを考慮

また，収集するデータの種類（計量・順位・分類データ，表2）も**研究前に同定**しておきます．データの種類によってデータの表記法や検定法が決まるからです．

表2　データの種類とその例

- 計量データ：身長，体重，血糖値
- 順位データ：熱傷度，意識レベル，癌病期
- 分類データ：性別，生死，発症

ランダム化比較試験の場合は妥当性と信頼性を維持するためにドロップアウトを極力なくすことが必須です．ドロップアウトがでた場合，どうデータを扱うかも事前に決めておく必要があります．

3) データを解析する

データの特徴を描写し，仮説検証型研究では**事前に選定しておいた検定法**で解析します．後から都合のいいように検定法を選ぶのは反則です．また，研究の**妥当性**（有効度・正確度）と**信頼性**（再現性・精度）も評価します．

4) 臨床的効果の大きさを評価する

結果に統計学的有意差があっても臨床的に重要かどうかは別問題です．**数値は臨床的枠組みのなかではじめて意味をもちます**．わずかな統計学的

有意差に固執するのは，か細いわらにしがみついているようなものです．

5) 考察

この研究での限界・問題点を認識し，今後の課題を考察します．

まとめ

❶ 研究を始める前に，まずは仮説を立てプロトコルを作成します

❷ 客観的で確実な結果を導くことが仮説の意義です．行き当たりばったりの研究では妥当性や信頼性を失います

❸ 仮説によって研究デザイン・データの種類・検定法が決まります

❹ 検定法もデータに手をつける前に選択しておきます

第3章　研究をつくる

3　研究仮説の意義

▶ 客観的で明確な結果を導くことです

難易度　★ ★ ★

Keyword　● 仮説　● 仮説提唱　● 仮説検証

❶ 研究における仮説の立て方

　研究仮説は作業仮説ともよばれ，研究のデザインを制作する際の第一歩です．臨床研究は，**まずはじめにクリニカルクエスチョンにあわせてテーマとなる仮説を立てて問題点と研究の方向性を明確にし，その目的内容に応じて研究デザイン・方法を計画します**．思いつきや行き当たりばったりのデータ収集では，バイアスが大きく入り込んだり方向性を失ったりしてずれの誤差が拡大するだけでなく，検定で有意差が出なかった場合に本当に違いがないのか，それともデザイン・標本数が原因で違いを検出できなかったのか区別がつかなくなってしまいます．一方，有意差が出た場合，デザインやデータ分布が不明確では，偶然性の影響なのか検定が誤っていたのかわからなくなってしまいます．

1) カテゴリーは？

　臨床研究はあくまでもクリニカルクエスチョンを解決し，患者さんの予後を改善するためのものです．クリニカルクエスチョンとは，どのような検査・治療によって患者さんに最適な診療を提供できるかという患者マネジメントやケアに関する問題のことです．クリニカルクエスチョンは表1のカテゴリーに分類されます．クリニカルクエスチョンをカテゴリー分けすることにより，問題が明確になります．

198　スッキリわかる！臨床統計はじめの一歩　改訂版

表1　クリニカルクエスチョンのカテゴリー

1	臨床所見・症状
2	リスクファクター・病因
3	鑑別診断
4	診断検査
5	予後・経過
6	治療
7	予防
8	ガイドライン

　続いて表2の構成要素から**仮説を明文化**します．「どういう患者さんに，どういう検査・治療をしたら，検査・治療をしなかった場合と比較し，予後（結果）はどうなるだろうか？」という単純明快な構成です．

表2　仮説構成要素（PICO）

1	患者（**P**atient）	目の前の患者さんに始まるEBMでは疑問の第一要素は患者さんです
2	介入（**I**ntervention）	治療・検査・リスクファクターなどです（表1）
3	比較（**C**omparison）	比較対照となる治療や検査がない場合は質が落ちます
4	結果（**O**utcome）	臨床アウトカム（症状・発症・死亡など）を設定します

例 仮説例（治療）

1	**患者（P）**	退院患者に
2	**介入（I）**	家族も一緒に服薬指導すると
3	**比較対照（C）**	患者1人に服薬指導する場合と比較して
4	**結果（O）**	退院後の服薬率は向上するか？

誤った例

① 「家族参加の退院指導は有効であるか？」

　　→比較条件・結果（服薬率？再入院率？）が不明です．

② 「健康診断のデータを分析して血液型と相関する検査項目を探そう」

　　→仮説が不明確なので方向性・客観性に欠けます．分析法が恣意的になる可能性があります．

2) 仮説提唱型，それとも仮説検証型？ (表3, 4)

研究には手元の観察データをもとに**仮説を提唱**するタイプと，データを比較分析して**仮説を検証**するタイプがあります．前者はデータ収集後に統計分析・描写するだけで，後者はさらに統計学的推測（推定と検定）を通して真実（全体像）を推測します．**仮説によって研究デザイン・データの種類・検定法が決まります**．

表3　仮説提唱型研究と仮説検証型研究

仮　説	研究方法	統計法	比較対照	研究水準
提唱型	観察	記述	なしのことが多い	低
検証型	観察または介入	推測	あり	高〜低

提唱型の例：症例報告，院内感染データ，入院患者数の推移
検証型の例：ランダム化比較試験，コホート研究，症例−対照研究

表4　仮説提唱型研究と仮説検証型研究の比較

	仮説提唱型	仮説検証型
研究デザイン	弱・非客観的	強・妥当性高い
仮説	なし，または後からデータ収集解析	研究前に設定
比較項目エンドポイント	多	少
p値	大〜小	小
信頼区間	広〜狭	狭
他データでの確認・追試	なし	あり

❷ 仮説の絞込み

漠然としたテーマでは建設的な研究にならなかったり，研究の途中で目的を見失ってしまったりします．そこで，以下の点に配慮してテーマを絞り込んでいくと明解で説得力のある研究につながります．

- 自分の実体験・実地診療に基づいた課題を選定する
- 過去の研究報告の検索
- 現在わかっている領域とよくわかっていない領域の同定（現状把握）
- 自分の研究によって現状（診断・治療・予後）がどう改善するかを考える
- 自分の研究で究明すべき課題の社会的意義や位置づけを明確にする
- 同僚だけでなく，患者さんにもわかりやすく文書で説明できるようにする
- 具体的・現実的・計測可能・達成不能なエンドポイントを選定する

Advanced Level

●理想的な仮説（4C）

　　臨床研究での仮説は以下の点が重視されます．研究を始める前に第三者に意見・印象を聞いてみましょう．内輪では常識的なことでも一般には通用しないことが少なくありません．

- **明解（Clear）** ：誰にもわかりやすい定式
- **臨床的（Clinical）** ：治療対象は検査値でなく患者さん
- **建設的（Constructive）** ：患者さんの予後改善が目的
- **創造的（Creative）** ：斬新なテーマ

まとめ

❶ 仮説を立てるとクリニカルクエスチョンが明確になります

❷ 研究をデザインし，実施するうえで仮説は目標・方向性を定めるのに役立ちます

❸ 仮説によってデータの種類・解析法も決まってきます

❹ 明解・臨床的・建設的・創造的な仮説を立てましょう

第3章　研究をつくる

4　必要サンプルサイズ

▶研究目的・方法によって決定されます

難易度 ★ ★ ★

Keyword　● サンプルサイズ　● サンプル数　● αエラー　● βエラー
● 検出力

❶ 精確な結論には対象者は何人必要か?

　「○○ダイエットで5人中4人が減量成功!」という類の宣伝がよくあります. 奏功率80%なのでかなり効果が大きそうですが確実性は不詳です. このデータの誤差を考えてみると, 5人中4人ぐらいは偶然に体重が減るかもしれません (αエラー) し, 5人の結果では少なすぎて再現性がないかもしれません (βエラー). ではどのように必要数を推算したらいいでしょうか.

❷ サンプルサイズとサンプル数

　まず統計学的専門用語を整理しましょう. 臨床研究は人間を対象としますが, 統計学的には各人をサンプル (標本) とよびます. サンプル**サイズ**とは**対象者数**のことで, サンプル**数**は比較する**グループ (群) 数**のことです. ただし, 一般には対象者数・患者数・参加者数というと実際に登録された人数を指しますので混同しやすいので気をつけましょう.

❸ 必要サンプルサイズ

　治療効果の大きさ (臨床的意義) と統計学的エラー (αエラー・βエラー) の確率によって決まります (表1).

202　スッキリわかる!臨床統計はじめの一歩　改訂版

表1　サンプルサイズを決定する因子

1. 治療効果の大きさ
2. α エラー（第1種過誤）
3. β エラー（第2種過誤）

1）効果の大きさ

　　臨床研究をデザインする際には，目的とする治療効果をあらかじめ設定します．計量データであれば標準偏差または分散によって，分類データであれば頻度または発症率によって，必要サンプルサイズが左右されます．

　　わずかな違いが有意であるとするためには，サンプルサイズを大きくする必要があります（図1）．違いの大きさ設定は自由ですが，その臨床的意義も考慮する必要があります．逆にどんな大規模研究であっても，サンプルサイズが大きいために統計学上有意差が出ただけで差の臨床的意義が少ない場合もあるので，**サンプルサイズだけで臨床研究の価値を決定できるわけではありません**．

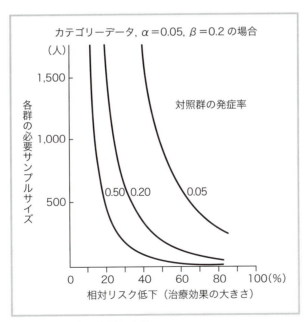

図1　臨床研究に必要な人数
（文献1を参考に作成）

2) αエラー（第1種過誤）

本当は違いがないのに違いがあると結論してしまう誤りで，通常は有意水準として5％をあらかじめ設定します．

3) βエラー（第2種過誤）

本当は違いがあるのにないとしてしまう誤りで，通常は20％に設定します．［1−β］を検出力といいます．

Advanced Level

1) 統計ソフト

必要サンプルサイズを計算するにはStata®（高価）やR（無料）やG*Power（無料）などの統計ソフトを利用します．

2) 大規模スタディの特徴

サンプルサイズの大きい大規模スタディ（研究）には以下の特徴があります．

a. 結果の普遍性・汎用性が高まる

数千人以上が対象であれば，同じ疾患の患者さんであっても文字通り千差万別のプロフィールになるので対象層のバイアスが減り，結果の普遍性・汎用性が高まります．その結果，実際の臨床現場での適応性向上にもつながりますので「使える」エビデンスとなる可能性があります．

しかし高まるのは「外的」妥当性であり，エビデンスのレベル・質（内的妥当性）も高まるとは限りません．エビデンスレベルは研究法におけるバイアスに左右されるので，**研究の質は自分で鑑識しなければいけません．**

b. 僅差を検出しやすくなる（有意差が出やすくなる）

研究結果の偶然性による誤差（信頼区間）はサンプルサイズが多いほど小さくなるため，結果検出力が高まり**わずかな差異でも有意差が出やすくなります．**しかし，有意とは「統計学的に確実である」という意味であり，**有意差があるからといって必ずしも臨床的意義があるとは限りません．**そもそも臨床研究のサンプルサイズは確実な差異を検出するために必要な数として算出されているわけですから，見方を変えれば，数千人以上集めな

ければならない場合は治療効果がわずかしかない可能性もあるのです. **論文では印象を高めるために僅差をグラフで誇張する針小棒大のことが多いので, 鑑識力を高めましょう.**

まとめ

❶ 必要サンプルサイズを算出するにはデータの種類のほか, 臨床的意義も加味する必要があります

❷ サンプルサイズとサンプル数を混同しないようにしましょう

Evidence & Review

1) 「Clinical Epidemiology：The Essentials（4th edition）」(Fletcher RH, et al), Lippincott Williams & Wilkins, 2005

第3章　研究をつくる

5　プロトコル

▶ 研究計画書のことです

難易度 ★ ★ ★

Keyword ● プロトコル ● 妥当性 ● 信頼性 ● 仮説 ● 検定

❶ プロトコルとは

　　研究方法・デザインのほか，研究目的・意義や引用文献もまとめあげた研究計画書です．臨床研究は検証の作業です．行き当たりばったりの研究では目的や客観性を失うため，研究を実際に**始める前にすべて完成させて**おきます．

❷ プロトコルのつくり方

　　クリニカルクエスチョン/仮説・研究デザイン・解析法を順に表1のようにまとめます．

1) 問題同定・仮説作成 (表2)

　　まずは課題と検証する仮説を決めます．臨床研究では**臨床的アウトカム改善を目指したものでないと意義は薄れます**．実際の症例や臨床体験に基づいて決定すると説得力のある研究につながります．なお，データが先にある場合や検証不能な場合は仮説を「提唱」することになります．

2) 課題に関する文献調査

　　関連した先行研究論文を集め，今までにわかっていないことは何かを把握します．**多くの本数を，体系的に，批判的に読みましょう**．そのうえで，この研究でどう現状がよくなるかを考え，社会的・臨床的意義を説明できるようにします．課題・仮説には斬新さが重要です．量的データを質的データで裏づけする研究も価値があります．

206　スッキリわかる！臨床統計はじめの一歩　改訂版

表1 プロトコルの構成要素

- 研究の背景・意義・目的
- 課題・仮説
- 研究方法・デザイン
- エンドポイント
- 対象者・患者
- インフォームドコンセント
- 研究実施法
- データ収集法
- データ解析法
  - ・治療効果予測
  - ・サンプルサイズ
  - ・有意差・検出力の定義
  - ・ドロップアウトの評価/扱い・ITT解析
  - ・統計学的推測：検定法・バイアス/交絡因子の補正法
- 参考・引用文献

表2 仮説の構成

P	患者	PはPatient（患者）
I	介入・条件	IはIntervention（介入），またはIF（条件）
C	比較対照	CはComparison（比較対照）
O	アウトカム	OはOutcome（アウトカム）の頭文字です

3) 文面化

体系的に研究法の計画を立て，文面化します（表1）．この段階でデータの**解析法もあらかじめ選択**します．

4) 研究方法の推敲

研究の実現性，長所と弱点，バイアスと偶然性の予測，先行研究の見直しについて再検討します．専門家以外にも部外者とディスカッションすると役立つアドバイスが得られます．

5) プロトコル仕上げ

目的・背景・意義・予備試験結果・研究方法・デザイン・データ解析法・引用文献をまとめ，**研究に関わるすべての人（チームワーク・多施設**

コラボレーション）が理解できるようなプロトコルに仕上げます．学会・論文発表予定もわかっていれば記載しておきます．また，研究参加についての同意書紙面も添付します．

6) 研究実施・データ解析

必要に応じて院内倫理委員会に臨床研究の許可申請をし，承認されてから参加者募集・介入や観察・データ収集をします．研究終止後，**事前に決めておいた分析法**（ITT解析や検定法）でデータを解析します．

③ プロトコル作成上の注意点

1) まずは明確な仮説を研究前に立てる

データ収集前にクリニカルクエスチョンに基づいた**明確な仮説を詳述し**ておかないと，クリニカルクエスチョンの重要性や研究の意義の説得性が薄れます．

2) プロトコルは研究を開始する前に作成し，研究開始後は原則として改変しない

開始後のプロトコル改変は恣意的でバイアスが入り込む余地がたくさんできます．最初に決めたルールを都合のいいように変えるのは，野球でピッチャーの手からボールが離れた後にストライクゾーンを変えるようなものです．プロトコルに入っていない**後付け解析はバイアスが大きいので仮説提唱として大きく割り引いて解釈します**．

3) データを集める前から統計を使用する

①**妥当性**を高めるために，クリニカルクエスチョンのカテゴリに適した研究デザインを選択します（表3）．

特に治療に関する研究はランダム化比較試験の構成（図1）を参考に，**ランダム化・二重盲検・高い追跡率**を実施するように工夫します．また，診断基準は客観的で明確なものでなければなりません．

208　スッキリわかる！臨床統計はじめの一歩　改訂版

表3 カテゴリーに応じた最適な研究デザイン

診断	罹患の疑いの高い患者を対象とした横断研究
予後	初期から十分なフォローアップをしているコホート研究
治療・予防	ランダム化比較試験
病因・リスクファクター	コホート研究，症例-対照研究
副作用	あらゆる種類のデザインを考慮

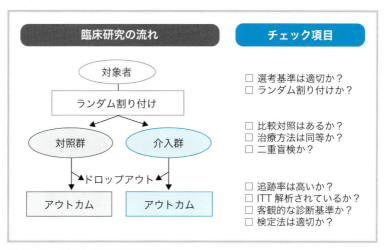

図1 ランダム化比較試験の構成

② **信頼性**を高めるには，見込んでいる効果の大きさに応じてサンプルサイズを設定します．
③ **臨床的意義**も忘れずに検討します．検査値だけよくなっても意味がありませんし，治療方針・予後が変わらないような検査・治療もあまり意味がないでしょう．

4) 倫理性の確保・個人情報の取り扱いの対処

　未知の分野では臨床研究は実験そのものの側面をもっているため，参加者の安全性に関しては十分に配慮します．通常，小児や妊婦は除外します．研究参加のメリットとデメリットについて書面で解説します．また，いつでも研究から脱退可能であることや，個人情報の管理法（鍵のかかる部屋に保管・研究後シュレッダー破棄など）についても明文化し，プロトコルにインフォームド・コンセントの原本を添付します．

5) 研究法の遵守・質の管理を行う

研究を確実に安全に進めるために，モニタリング・監査の設置や方法についても決めておきます．

6) 研究に関わるすべての人が理解できるようなフォーマットにする

生物医学雑誌投稿に関する統一規定[1] に従って表記します．論文にまとめた場合，読者にも読みやすくなります．

Advanced Level

1) 倫理性

研究の倫理性については世界医師会の発行する下記指針を参考にします．
① ヘルシンキ宣言
② 臨床研究に関する倫理指針
③ 疫学研究に関する倫理指針
④ GCP（医薬品の臨床試験の実施に関する基準）

2) プロトコル例

「肺年齢診断による禁煙促進効果の評価」

● 研究の背景・意義・目的

喫煙は肺癌や慢性閉塞性肺疾患（COPD）などの呼吸器疾患のリスクファクターであり，喫煙者には禁煙が強く勧められる．しかし禁煙指導教材は豊富だが禁煙は容易ではないことが多いため，有効な禁煙促進手段が必要である．イギリスの研究では肺年齢を診断することにより禁煙率増加効果が実証されている[文献]が，喫煙率が高い日本での効果は不明である．

● 課題・仮説

喫煙者（P）に呼吸機能検査に基づいて診断した肺年齢も通告すると（I），肺年齢診断がない場合と比較して（C），呼吸器疾患の病識が増して禁煙成功率が増加する（O）ことが期待できる．

● 研究方法・デザイン

対象者をコンピュータでランダムに肺年齢診断群と非診断群に割り付ける（ランダム化比較試験）．通常の呼吸機能検査結果に加え，両群ともに喫

210　スッキリわかる！臨床統計はじめの一歩　改訂版

煙による呼吸器疾患のリスクと禁煙の意義・方法に関するパンフレットを与える．肺年齢診断群には1秒率（FEV_1）に基づいて健常人での該当年齢（肺年齢）の情報[文献]も与える．

エンドポイント

喫煙量（1日量・年数）・年齢・性別・身長・体重・FEV_1（スパイロメトリー検査）

対象者・患者

35歳以上60歳以下の，T社本社従業員で毎年定期健康診断を受けている喫煙者．

除外基準：妊娠中，在宅酸素療法中，気管支喘息・肺癌・結核・アスベスト肺・気管支拡張症・肺切除の既往がある人（生理的変化・器質的疾患のために肺年齢予測に誤差が生じる可能性が大きいため）．

インフォームド・コンセント

書面で取得（書面略：禁煙に役立つ可能性があること，自由参加であること，危険性や不利益はないこと，無料であること，個人情報は保護されることなどを明記）．

研究実施法

T社健康診断センターでの定期健診時にスパイロメトリー検査を施行する．肺年齢診断群では結果表に肺年齢も記載する．

データ収集法

1年後の定期健診時に問診で喫煙量を聴取し，1カ月以上禁煙が続いている場合を禁煙成功とみなす．

データ解析法

治療効果予測とサンプルサイズ：先行研究[文献]に基づき，両群で計600人を対象とする．

ドロップアウトの評価・ITT解析：追跡不能者は禁煙失敗とみなしてITT解析を行う．

検定法：2群間の禁煙成功率の差をカイ2乗検定で評価する．

[文献]

● Parkes G, et al：Effect on smoking quit rate of telling patients their lung age：the Step2quit randomised controlled trial. BMJ, 336：598-600, 2008

まとめ

❶ 行き当たりばったりの研究では目的や客観性を失います

❷ 臨床的に有用な課題・仮説を決めます

❸ 統計解析法も事前に決めておきます

❹ 仮説によって研究デザイン・データの種類・検定法が決まります

Evidence & Review

1) International Comimittee of Medical Journal Editors (ICMJE) [http://www.icmje.org]

第3章　研究をつくる

6　研究発表

▶ プロトコルに沿って「解説するように」まとめて発表します

難易度 ★ ★ ★

第
3
章

Keyword ● プロトコル ● 記述統計 ● 推測統計 ● 妥当性 ● 信頼性

❶ データのまとめ方

1) データ収集開始前

　　プロトコルにエンドポイント，データ収集法，解析法を**前もって記載し**ます．

2) データ収集開始後

　　Excelなどにデータを順次入力して蓄積しましょう．最後にあわてて入力するとミスのもとです．他の人に入力ミスがないかダブルチェックしてもらうことも大切です．

3) データ収集後

- 記述統計：　　集めたデータ全体像の特徴（年齢・性別など）をデータの種類に応じて抽出記述し，手元のデータの把握をします．
- 推測統計：　　仮説検証を目的とする場合は，手元のデータから**不確かさを加味して真の値の推定と検定**をします．
- 臨床的意義：**統計学的に有意差があっても臨床的に意味があるかは別問題**です．臨床の見地からデータの意味づけをします．
- 考察：　　　背景・先行研究を元に自分の研究の特長を述べます．続いて結果の解釈と妥当性・信頼性・有用性について検討します．さらに研究の**限界点・問題点・今後の課題**を冷静に評価します．
- 結語：　　　役に立つお持ち帰りメッセージを簡潔にまとめます．

213

❷ 発表のしかた（スライド）

10分程度のプレゼンテーションのコツを解説します．

1) スライド作りと発表の注意点（図1）

通常，Power Pointなどを使用して10分弱の発表をし，数分間の質疑応答をします．1分間でスライド1枚のペースが適当です．スライド作成と発表の注意点は次の通りです．

- 心エコーなどの画像検査結果を除き，無用な動画や音声はやめましょう．自信のなさをひけらかしているようなもので，短時間の発表では目障り・耳障りなだけです．
- 無用な挿画（風景写真やマンガなど）も聴衆の注意力が散漫になるもとです．
- スライドの背景には写真やイラスト画は使用せず，無地にしましょう．見にくくなるだけです．
- スライド1枚あたり8行程度の文字にします．スライド1枚あたり1〜2個の最も伝えたいポイントに絞りましょう．
- 文字色は2色程度にします．色覚異常の方には赤字は読みづらいので気をつけましょう．
- スライドを読み上げるのではなく，図やグラフを活用して「解説」します．**文と図の内容は重複せずに補完的であるようにします．**
- ポインターは図表の解説以外には使わないようにしましょう．目が回り意識が薄れます．使うときはぶれないようにしましょう．

2) 内容・順序

プロトコルに沿って整理して発表します（表1）．スタートの印象は重要で，自分たちの研究の重要性・必要性を十分説明してから研究方法・デザイン・データ解析・自分たちの解釈を述べます．自己流の発表法や順序は混乱のもとです．短い時間ですから無駄な話を避け，単刀直入に発表しましょう．

仮説提唱の場合は最初に実際の症例を紹介し，最後に症例に戻って提唱をするとインパクトが強く効果的です．

214　スッキリわかる！臨床統計はじめの一歩　改訂版

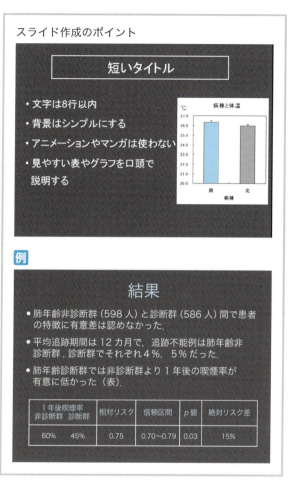

図1　スライド作りのポイントと例

3) 発表の練習

- 何度も練習しましょう．自信がついてきます．他の人の発表練習に立ち会ったり，他の人に同席して助言してもらったりするとより効果的です．
- 可能であれば実際の場所で試写しながら練習しましょう．前に立ってみると自分のスライドの印象が結構違ったり，緊張感も違ってきたりします．本番であわてない秘訣です．
- 10分程度の発表でしたら読み原稿を作ってしまうのも一案です．ただし，棒読みにならないように気をつけましょう．

表1 プロトコルの概要

- 研究の背景・意義・目的
- 課題・仮説
- 研究方法・デザイン
- エンドポイント
- 対象者・患者
- インフォームドコンセント
- 研究実施法
- データ収集法
- データ解析
  - ・サンプルサイズ
  - ・治療効果
  - ・検定
  - ・臨床的意義
- 参考・引用文献

- 聴衆の多くは専門外です．何も知らない人に説明するつもりで口語体で解説しましょう．
- 熱意・誠意をもってアイコンタクトをとりながら語りかけるように発表しましょう．聞き手からの評価は伝え方で決まります．
- 本番は緊張して早口になりがちです．タイミングよく発表し終えるように発表量を調節しましょう．

Advanced Level

● 代表的統計ソフト

データを解析する際には，目的やレベルによってソフトを使い分けます．論文には使用したソフト（バージョン）も明記します．代表的なソフトを以下に示します．

a. Excel

個人・院内レベルで統計計算・検定・グラフ作成をするのに向いています．アドインの分析ツールを使用すると t 検定などが可能になります．ただし精度・検定項目に制限があるので一流医学誌や学会では受理されない可能性があります．

216　スッキリわかる！臨床統計はじめの一歩　改訂版

b. R

フリーウェアで，統計計算とグラフィックスのための言語・環境です．プログラミングの要素があるので慣れないととっつきにくいかもしれませんが使い勝手を便利にしたEZR（Easy R）もあります．

c. Stata®

かつてよく使われていたSPSS・JMPより大きなシェアを占めています．多くの一流誌で認定しており，一通りの検定やサンプルサイズ算出ができます．高価なのが難点です．

d. SAS

統計学の最高峰ソフトで，かなり高度の知識が必要です．

まとめ

❶ プロトコルに沿って語りかけるように説明します

❷ 無用なアニメーションや挿画，ポインター使用は避けましょう

❸ 自分たちの解釈・研究の限界点・今後の課題も含めましょう

❹ 人前で何度もリハーサルすることがよいプレゼンテーションの秘訣です

Evidence & Review

1）竹中明夫：学会発表の心得など．[http://takenaka-akio.org/index_01.html]

付　録

① **文献の吟味チェックシート** ……………… 220
　（治療に関する論文）

② **用語集** ……………………………………… 222

付録❶ 文献の吟味チェックシート（治療に関する論文）

論文タイトル

クリニカルクエスチョン

P（患者）

I（介入・治療）

C（比較対照）

O（アウトカム）

妥当性の評価

1. 研究デザイン：ランダム化比較試験か？ 比較対照はあるか？

　　　　　　　　　　　　　　　　　　　　　　　　　［はい・いいえ・不明］

2. 対象集団・患者：明確な基準で選考・除外されているか？

　　　　　　　　　　　　　　　　　　　　　　　　　［はい・いいえ・不明］

3. 研究実施場所・施設：一般性はあるか？

　　　　　　　　　　　　　　　　　　　　　　　　　［はい・いいえ・不明］

4. 背景因子の差：研究開始時にグループ間で違いがなかったか？

　　　　　　　　　　　　　　　　　　　　　　　　　［はい・いいえ・不明］

5. 治療形式：具体的な治療形式にグループ間で違いがなかったか？

　　　　　　　　　　　　　　　　　　　　　　　　　［はい・いいえ・不明］

6. アウトカムの内容と基準：臨床的転帰で客観的な基準か？

　　　　　　　　　　　　　　　　　　　　　　　　　［はい・いいえ・不明］

7. 二重盲検：介入者と被験者は治療の内容を知らなかったか？

　　　　　　　　　　　　　　　　　　　　　　　　　［はい・いいえ・不明］

8. フォローアップ：追跡期間は十分長く追跡率は高いか？

　　　　　　　　　　　　　　　　　　　　　　　　　［はい・いいえ・不明］

9. ドロップアウトの取扱い：ドロップアウトやプロトコール逸脱者を割り付け時のグループに含めて解析しているか？（Intention-To-Treat解析）

[はい・いいえ・不明]

10. 統計解析法：適切な検定法か？

[はい・いいえ・不明]

結果の評価

1) 結果

	対照群		治療群	
アウトカム発生率	A	％	B	％

2) 治療効果と有意性（統計学的および臨床的）

（1）相対リスク（比）＝ B ÷ A ＝ ＿＿＿＿＿＿＿＿
　　有意性（p値＿＿＿，信頼区間＿＿＿＿～＿＿＿＿）

（2）絶対リスク（差）　＝ A － B ＝ ＿＿＿＿＿＿＿
　　有意性（p値＿＿＿，信頼区間＿＿＿＿～＿＿＿＿）

患者さんへの適用性・適用意義（個別比医療）

1. 実際の患者さんは論文の患者さんの臨床像に合致するか？
2. 実際の患者さんにこの治療は役立つか？
   （すべてのアウトカムを考慮した臨床判断）
3. その判断根拠を患者さんにどのようにわかりやすく説明するか？
4. 患者さんの意向は？
5. 自分が患者さんの役に立ったか？

付録❷ 用語集

欧 文

Evidence-Based Medicine (EBM) [第1章-1]

個々の患者さんのクリニカルクエスチョンを解決する際に，①患者さんの意向 ②理論 ③経験論 ④エビデンスを統合して最適の診療を提供する実践手法

ITT (Intention-To-Treat) 解析 [第2章B-11]

途中で治療中止した人や治療変更した人も最初の割り付け方針に従って解析する方法

NNT (Number Needed to Treat) [第2章B-5]

1人のアウトカムを防ぐために必要な治療患者数．絶対リスク差の逆数となる

p値 [第2章B-9]

本来は差がないのに偶然性の影響で結果に差が生じた確率

和 文

アウトカム [第2章B-1]

研究で評価項目とする臨床的転帰（発症，症状，治癒，死亡などの結末内容）．最終評価項目をエンドポイントという

イベント [第2章B-1]

結末に限らず経過途中の発症・症状変化・治癒・副作用などの臨床的事象

エビデンス [第1章-1]

人間を対象とした臨床研究による実証（実証報告）

エンドポイント [第2章B-1]

仮説を検証するために最終的に統計処理の対象となるアウトカム（評価項目）

横断研究 [第2章A-6]

一時点か一期間に限定された母集団を観察する研究法

オッズ [第2章B-4]

コホート研究・横断研究における発症者と非発症者の比．症例−対照研究では要因のある人（曝露者）とない人（非曝露者）の比．いずれも率・割合とは異なることに注意

介入研究 [第2章A-6]

治療・予防など，研究者が対象者に手を出す研究法

仮説 [第3章-3]

臨床研究のテーマ．研究を計画したりエビデンスを読んだりするときの基本骨格となる

222　スッキリわかる！臨床統計はじめの一歩　改訂版

観察研究 [第2章A-6]
介入せずに現実を描写する研究法

感度 [第2章D-1]
見落としの少なさの指標

記述統計 [第2章A-1]
事実を描写する統計法

検定 [第2章B-6, 7]
標本の分析結果（事実）をもとに，真の値の確率的判断を行うこと

検査後確率 [第2章D-3]
的中度ともいう．検査結果が陽性（異常）である人のうち，本当に疾患をもつ人（真陽性）の割合．検査結果が陰性（正常）である人のうち，本当に疾患をもたない人（真陰性）の割合を陰性的中度という

検査前確率 [第2章D-3]
検査をする前に見積もられる有病者の確率

交絡因子 [第2章C-2]
本来は無関係の2つの因子間に，両者の中間には存在しない独立した因子が介在することで関連性があるように見えてしまうことを交絡バイアスといい，介在した因子を交絡因子という

コホート研究 [第2章A-6]
最初に対象者を選択し，時間の経過とともにアウトカムの発生を追跡していく研究法

システマティックレビュー
[第2章A-9]
エビデンスを系統的に検索・評価・集約した総説

症例-対照研究 [第2章A-6]
発症者（患者）と非発症者（対照者）を選択し，過去にリスクファクターがあったかを判定する研究法

信頼区間 [第2章B-10]
データ解析の精度の指標

信頼性 [第2章A-2]
臨床研究や検査は偶然性による誤差のために結果にぶれが生じる．このぶれの少なさのこと．精度・再現性ともいう

推測統計 [第2章A-1]
標本データから母集団（全体像）の値を推定・検定する統計法

正規分布 [第2章B-2]
分布グラフ上，左右対称で中心に密集している計量データの散らばり方

絶対リスク差 [第2章B-5]
対照群の発症率と治療群の発症率の差

相関係数 [第2章C-1]
2項目間の関連性の強さの指標

相対リスク [第2章B-4]
対照群の発症率と治療群の発症率の比．リスク比，ハザード比，オッズ比がある

妥当性 [第2章A-2]
臨床研究や検査は手法的な誤差（バイアス）のために結果に偏り・ずれが生じる．このずれの少なさのこと

付録

データの種類 [第2章B-2]

統計で扱うデータは計量・順位・分類データの3種類に分類される

的中度 → 検査後確率を参照

統計学的推測 [第2章B-3]

標本データから真の値を推定し，その確実性を検定すること

特異度 [第2章D-1]

過剰診断の少なさの指標

バイアス → 妥当性を参照

批判的吟味 [第1章-2]

臨床研究報告の妥当性や結果の信頼性について長所短所の両方を客観的に検証・批評すること

非劣性試験 [第2章B-8]

介入の効果が対照の効果と同等以上であることを検証する臨床研究．優越性試験（優越を判定する研究）にて有意差がないこととは異なる

プロトコル [第3章-5]

臨床研究の計画書

メタ解析 (meta-analysis) [第2章A-9]

システマティックレビューによる複数の研究結果を併合してまとめる手法

盲検 [第2章E-1]

臨床研究において情報バイアスを減らすために治療内容が分からないようにすること．介入者も対象者も治療内容が分からない方法が二重盲検

有意差 [第2章B-8]

統計学的に確実な違い

有病率 [第2章D-3]

集団における有病者の割合

ランダム化比較試験 (Randomized Controlled Trial：RCT) [第2章E-1]

患者をランダム（無作為・くじ引き式）に治療群と対照群に割り付ける介入研究法

罹患率 [第2章B-2]

ある期間内に新たに発生した疾患の発症率

リスク [第2章B-4，5]

アウトカムが発生する確率．イベント発生率ともいう

リスクファクター (危険因子) [第2章C-2]

疾患の発生と関連ある予測因子．必ずしも原因であるとは限らない．予後を予測する因子を予測因子という

臨床研究 [第3章-1]

人間を対象とし，その目的が人間中心に立てられている研究

索 引

欧文

A〜N

αエラー 107, 202
Bayes の定理 161
βエラー 107, 202
Cox 比例ハザードモデル 110
cross-over 試験 172
EBD (Evidence-Based Dentistry) 14
EBM (Evidence-Based Medicine) 12, 15
FAS (Full Analysis Set) 解析 132
Forrest plot 69
Google Scholar 39
ITT (Intention-To-Treat) 解析 131, 180
Mann-Whitney 検定 109
Narrative-Based Medicine 21
nested case-control study 57
NNT (Number Needed to Treat) 100, 184
N-of-1 トライアル 30

O〜U

on-treatment 解析 131
Pearson 111
per protocol 解析 131
PICO 43
PROBE (Prospective Randomized Open Blinded-Endpoint) 法 173
PubMed 38
p 値 92, 108, 117, 122, 138
RCT (Randomized Controlled Trial) 35

ROC (Receiver Operating Characteristic curve) 曲線 158
Spearman 111
t 検定 109
UpToDate 39

和文

あ行

アウトカム 76
後付け解析 80
アンケート 62
異質性 69
異常値 159
一次エンドポイント 78, 134
イベント 76
イベント発生率 141
因果関係 139, 143
後ろ向き研究 56
エビデンス 12
エラーバー 50
エンドポイント 76
オーダーメイド医療 29
オッズ 97
オッズ比 53, 95, 97

か行

カイ 2 乗検定 109
回帰 137
外的妥当性 48
介入研究 52
仮説 190, 194, 198, 206
カットオフ値 156, 167
観察研究 52

感度	150, 156, 161, 166
偽陰性	156
危険率	125
記述統計	26
基準値	88
帰無仮説	106, 122, 125
偽陽性	156, 161
曲線	158
寄与率	137
偶然性	24, 31, 117, 122, 127, 191
クラスター化	180
グラフ	49, 63
クリニカルクエスチョン	19, 43, 198
クリニカルパス	16
傾向スコアマッチング	35
計量データ	81
研究デザイン	55
検査後確率	154, 161
検査前確率	154, 161
検出力	204
検定	26, 90, 105, 108, 122, 196
交絡因子	112, 137, 142, 170, 179
交絡バイアス	34, 179
コクラン・ライブラリー	40
コホート研究	53
コミュニケーション	15

さ行

サブグループ解析	134
サンプルサイズ	202
サンプル数	202
システマティックレビュー	66, 72
質的研究	77
死亡率	98
重回帰分析	112, 140
順位データ	81
抄読会	28

情報バイアス	34, 179
症例報告	58
信頼区間	91, 108, 117, 127
信頼性	26, 35, 45, 73, 92, 191
診療ガイドライン	40, 72
診療マニュアル	74
推測統計	26
推定	26, 90, 127
スクリーニング検査	164
正確度	162
正規分布	84, 86, 108
生存曲線	185
絶対リスク	96, 184
絶対リスク差	49, 100
選択バイアス	34, 179
相関	137, 146
相関係数	137
相対リスク	49, 95, 184
ソフトエンドポイント	79

た行

多重性	107, 114, 134
妥当性	26, 34, 45, 73, 170, 175, 178, 191
治験	52
致死率	98
中央値	85
追跡率	179
的中度	154, 161
統計学的推測	90, 191
統計学的有意差	106, 117, 122, 127
特異度	151, 156, 161, 166
ドロップアウト	132, 196

な行

内的妥当性	48
二次エンドポイント	78, 134
二重盲検	170, 179

索 引

年齢調整死亡率	99
ノンパラメトリック検定	115

は行

ハードエンドポイント	79
バイアス	24, 31, 56, 170, 178, 183, 191
ハザード比	95
比較対照	175, 179
批判的吟味	19, 29, 45, 70
評価項目	76
標準誤差	50, 88, 93, 130
標準偏差	86, 88, 93
非劣性試験	118
不均一性	69
複合エンドポイント	79
プロトコル	52, 194, 206, 213
分類データ	81
平均寿命	89
平均値	84
平均値への回帰	36
平均余命	89
変動係数	88
報告バイアス	60

ま行

前向き研究	56
メタ解析	56, 66, 72
問題解決型思考	15

や行

有意水準	117
優越性試験	118
有効度	162
尤度比	152, 153, 161
有病率	81, 161
予後因子	141

ら行

ランダム化比較試験	35, 56, 132, 170, 183
ランダム割り付け	179
利害相反	35
罹患率	81
リスク	95, 141
リスク比	95
リスクファクター	141
臨床研究	190
臨床試験	52
臨床統計学	25

●著者プロフィール

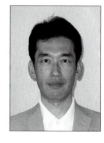

能登　洋（のと ひろし）　Hiroshi Noto, MD, PhD, FACP

聖路加国際病院内分泌代謝科 部長

【略歴】

1993 年	東京大学医学部医学科 卒業
	東京大学医学部附属病院内科 研修医
1994 年	米国ニューヨーク州ベス・イスラエル医療センター内科研修医
1997 年	東京厚生年金病院内科 医員
1998 年	東京大学医学部糖尿病代謝内科 医員
2003 年	米国テキサス州テキサス大学サウスウェスタン医療センター内分泌代謝内科 臨床フェロー
2006 年	東芝病院代謝内分泌内科 医員
2009 年	国立国際医療研究センター糖尿病内分泌代謝科 医長
2014 年	聖路加国際病院内分泌代謝科 医長
2016 年	聖路加国際病院内分泌代謝科 部長

【資格・肩書】

医学博士，東京医科歯科大学医学部臨床教授，聖路加国際大学看護学部臨床教授，東京大学医学部非常勤講師，千葉大学薬学部非常勤講師

日本内分泌学会専門医・指導医，日本糖尿病学会専門医，日本内科学会総合内科専門医・指導医，日本医師会認定産業医，臨床研修指導医，日本内科学会生涯教育専門委員，日本病態栄養学会評議員，米国医師免許，米国内科専門医，米国内分泌代謝糖尿病専門医，米国内科学会上席会員（FACP）

【推薦自著】

『EBM の正しい理解と実践 Q&A』羊土社，2003
『日常診療にすぐに使える臨床統計学 改訂版』羊土社，2011
『やさしいエビデンスの読み方・使い方』南江堂，2010
『Dr. 能登のもう迷わない！臨床統計ここが知りたい!!』ケアネット DVD，2010
『2 週間でマスターするエビデンスの読み方・使い方のキホン』南江堂，2013
『糖尿病診療〈秘伝〉ポケットガイド（増補版）』南江堂，2013
『最新 糖尿病診療のエビデンス』日経 BP 社，2015
『臨床で役立つ！ゼロから学ぶ 医学統計』ナツメ社，2016

本書は『臨床統計はじめの一歩 Q&A』（2008 年）を改題・改訂したものです

スッキリわかる！
臨床統計はじめの一歩　改訂版
統計のイロハからエビデンスの読み解き方・活かし方まで

『臨床統計はじめの一歩 Q&A』として
2008 年 11 月 10 日　　第 1 版第 1 刷発行
2016 年　5 月 25 日　　第 1 版第 5 刷発行

『臨床統計はじめの一歩』へ改題
2018 年　5 月 10 日　　第 2 版第 1 刷発行
2022 年　5 月 25 日　　第 2 版第 3 刷発行

ⓒ YODOSHA CO., LTD. 2018
　　Printed in Japan

ISBN978-4-7581-1833-0

著　者	能登　洋
発行人	一戸裕子
発行所	株式会社　羊　土　社

〒 101-0052
東京都千代田区神田小川町 2-5-1
TEL　　03 (5282) 1211
FAX　　03 (5282) 1212
E-mail　eigyo@yodosha.co.jp
URL　　www.yodosha.co.jp/

装　幀　ペドロ山下
印刷所　日経印刷株式会社

本書に掲載する著作物の複製権，上映権，譲渡権，公衆送信権（送信可能化権を含む）は（株）羊土社が保有します．
本書を無断で複製する行為（コピー，スキャン，デジタルデータ化など）は，著作権法上での限られた例外（「私的使用の
ための複製」など）を除き禁じられています．研究活動，診療を含み業務上使用する目的で上記の行為を行うことは大学，
病院，企業などにおける内部的な利用であっても，私的使用には該当せず，違法です．また私的使用のためであっても，代
行業者等の第三者に依頼して上記の行為を行うことは違法となります．

[JCOPY] ＜（社）出版者著作権管理機構　委託出版物＞
本書の無断複写は著作権法上での例外を除き禁じられています．複写される場合は，そのつど事前に，（社）出版者著作権
管理機構（TEL 03-5244-5088，FAX 03-5244-5089，e-mail：info@jcopy.or.jp）の許諾を得てください．

乱丁，落丁，印刷の不具合はお取り替えいたします．小社までご連絡ください．

羊土社のオススメ書籍

やさしくわかる ECMOの基本

患者に優しい心臓ECMO、呼吸ECMO、E-CPRの考え方教えます！

氏家良人／監,
小倉崇以,青景聡之／著

難しく思われがちなECMO管理を，親しみやすい対話形式で基礎からやさしく解説．「患者に優しい管理」が考え方から身につきます．これからECMOを学びはじめたい医師やメディカルスタッフにおすすめの一冊！

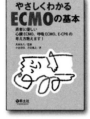

■ 定価4,620円（本体4,200円＋税10%）　■ A5判
■ 200頁　■ ISBN 978-4-7581-1823-1

画像診断に絶対強くなるツボをおさえる！

診断力に差がつく
とっておきの知識を集めました

扇　和之,東條慎次郎／著

著者が選び抜いた，画像を読むために「必要な知識」を解説！pseudo-SAHの見分け方，注意すべきイレウス，骨の正常変異など，知っているだけで周りと差がつく28個の"ツボ"で，一歩上の診断を進めよう！

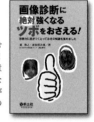

■ 定価3,960円（本体3,600円＋税10%）　■ A5判
■ 159頁　■ ISBN 978-4-7581-1187-4

いびき!?眠気!? 睡眠時無呼吸症を疑ったら

周辺疾患も含めた、検査、診断から治療法までの診療の実践

宮崎泰成,秀島雅之／編

致命的な合併症のリスクもあり，知名度も高い疾患のため，患者からの相談も増加中．しかし検査・治療は独特で，治療法により診療科が異なります．適切な診断，治療のため診療の全体像を具体的，簡潔に解説しました．

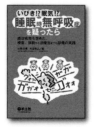

■ 定価4,620円（本体4,200円＋税10%）　■ A5判
■ 269頁　■ ISBN 978-4-7581-1834-7

本当にわかる 精神科の薬 はじめの一歩 改訂版

具体的な処方例で経過に応じた薬物療法の考え方が身につく！

稲田　健／編

非専門医が知りたい精神科の薬の基本と実践がわかる入門書！向精神薬に馴染みのない医師向けに，作用機序，分類，特徴，処方例をやさしく解説．要点イラストが豊富でスッキリ理解でき，症例で具体的な使い方を学べる！

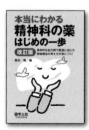

■ 定価3,630円（本体3,300円＋税10%）　■ A5判
■ 285頁　■ ISBN 978-4-7581-1827-9

発行　羊土社 YODOSHA　〒101-0052　東京都千代田区神田小川町2-5-1　TEL 03(5282)1211　FAX 03(5282)1212
E-mail：eigyo@yodosha.co.jp
URL：www.yodosha.co.jp/
ご注文は最寄りの書店，または小社営業部まで

羊土社のオススメ書籍

実例から学ぶ！臨床研究は「できない」が「できる！」に変わる本

片岡裕貴，青木拓也／編

診療現場で生まれたクリニカル・クエスチョンを研究につなげるための入門書！「何から始めればよいのかわからない」「やってみたけど上手くいかない」初学者の悩みを解決します！

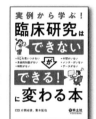

■ 定価3,960円（本体3,600円＋税10%）　■ A5判
■ 239頁　■ ISBN 978-4-7581-2383-9

医療統計、データ解析しながらいつの間にか基本が身につく本

Stataを使ってやさしく解説

道端伸明，麻生将太郎，藤雄木亨真／著

臨床研究に必要なところだけコンパクトに解説！統計の基本を読みながら、付属のサンプルデータを使い29の課題に沿って実際にデータ解析をやってみることで，難しいと思っていた医療統計もすんなりわかる．

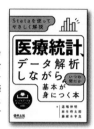

■ 定価3,520円（本体3,200円＋税10%）　■ B5判
■ 192頁　■ ISBN 978-4-7581-2379-2

あなたの臨床研究応援します

医療統計につながる正しい研究デザイン，観察研究の効果的なデータ解析

新谷 歩／著

臨床研究法が求めている「科学性」とはなにか，観察研究と介入研究のどちらをすればよいか…臨床医が陥りやすい事例を用い，臨床研究法下の注意，可能性，そして，どのような臨床研究を目指せばよいかをわかりやすく．

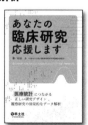

■ 定価3,080円（本体2,800円＋税10%）　■ A5判
■ 175頁　■ ISBN 978-4-7581-1851-4

伝わる医療の描き方

患者説明・研究発表がもっとうまくいくメディカルイラストレーションの技術

原木万紀子／著
内藤宗和／監

患者説明＋イラスト＝信頼，研究発表＋イラスト＝評価．素材集もいいけどイラスト探しは意外と大変．どうせなら自作で差をつけませんか？忙しい医療者でも実践可能なコツを美術解剖学のプロが最小限の言葉で解説します．

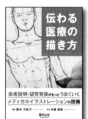

■ 定価3,520円（本体3,200円＋税10%）　■ B5判
■ 143頁　■ ISBN 978-4-7581-1829-3

発行　羊土社 YODOSHA
〒101-0052　東京都千代田区神田小川町2-5-1　TEL 03(5282)1211　FAX 03(5282)1212
E-mail：eigyo@yodosha.co.jp
URL：www.yodosha.co.jp/

ご注文は最寄りの書店、または小社営業部まで

羊土社のオススメ書籍

短期集中！オオサンショウウオ先生の
糖尿病論文で学ぶ医療統計セミナー
疫学研究・臨床試験・費用効果分析

田中司朗, 末海美穂,
清水さやか／著

実論文4本を教材に, 本物の統計力を磨く！疫学データによるモデル構築から費用効果分析まで, 全26講＋演習問題で着実に学べる. 1講1講が短いのでスキマ時間に受講可能. 糖尿病にかかわるすべての診療科に！

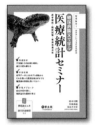

■ 定価4,180円（本体3,800円＋税10%）　■ B5判
■ 184頁　　■ ISBN 978-4-7581-1855-2

短期集中！
オオサンショウウオ先生の医療統計セミナー
論文読解レベルアップ30

田中司朗, 田中佐智子／著

一流医学論文5本を教材に, 正しい統計の読み取り方が実践的にマスターできます. 数式は最小限に, 新規手法もしっかりカバー. 怒涛の30講を終えれば「何となく」の解釈が「正しく」へとレベルアップ！

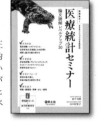

■ 定価4,180円（本体3,800円＋税10%）　■ B5判
■ 198頁　　■ ISBN 978-4-7581-1797-5

ぜんぶ絵で見る
医療統計
身につく！　研究手法と分析力

比江島欣慎／著

まるで「図鑑」な楽しい紙面と「理解」優先の端的な説明で, 医学・看護研究に必要な統計思考が"見る見る"わかる. 臨床研究はガチャを回すがごとし…？！統計嫌い克服はガチャのイラストが目印の本書におまかせ！

■ 定価2,860円（本体2,600円＋税10%）　■ A5判
■ 178頁　　■ ISBN 978-4-7581-1807-1

メディカルスタッフのための
ひと目で選ぶ統計手法
「目的」と「データの種類」で簡単検索！
適した手法が76の事例から見つかる、
結果がまとめられる

山田　実／編,
浅井　剛, 土井剛彦／編集協力

誰もが悩む「統計手法の選択」を解決！76の研究事例を「目的×データの種類」でマトリックス図に整理. 適した手法がたちまち見つかる！その手法を使う理由の他, 解析結果の記載例も紹介. 学会発表にも役立ちます.

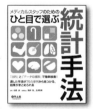

■ 定価3,520円（本体3,200円＋税10%）　■ A4変形判
■ 173頁　　■ ISBN 978-4-7581-0228-5

発行　羊土社 YODOSHA　〒101-0052　東京都千代田区神田小川町2-5-1　TEL 03(5282)1211　FAX 03(5282)1212
E-mail：eigyo@yodosha.co.jp
URL：http://www.yodosha.co.jp/

ご注文は最寄りの書店、または小社営業部まで